AYUNO INTERMITENTE PARA ADELGAZAR

Una guía completa sobre la importancia del ayuno paraadelgazar, recetas sanas para perder peso, dieta anti inflamatoria y dieta para ganar salud. Un libro de cocina lleno de recetas muy saludables.

ANITA VIDAL

Descarga Gratis como regalo mis 20 recetas del libro de Dieta Cetogénica.

Haga click aquí

https://www.bit.ly/3xqhREU

para descargar!

Copyright 2020

Todos los derechos reservados.

Este libro no contiene consejos médicos ni prescripciones de ninguna técnica de tratamiento para enfermedades, trastornos, patologías y no reemplaza los consejos médicos. El objetivo del autor es proporcionar explicaciones e informaciones útiles para su búsqueda personal de bienestar, tanto físico como emocional.

El autor declina cualquier responsabilidad. De ninguna manera es legal reproducir, duplicar o transmitir cualquier parte de este documento, ya sea por medios electrónicos o en formato impreso. La reproducción de esta publicación está estrictamente prohibida y no se permite el almacenamiento de este documento a menos que se cuente con el permiso por escrito del autor.

Todos los derechos reservados. La información proporcionada en este libro es veraz y consistente, en el sentido de que cualquier responsabilidad, en términos de falta de atención o de otro tipo, por cualquier uso o abuso de las políticas, procesos o instrucciones contenidas en ella, es responsabilidad exclusiva y total del lector receptor.

Bajo ninguna circunstancia se tendrá responsabilidad legal o culpa contra el lector por cualquier reparación, daño o pérdida monetaria debido a la información contenida en este libro, ya sea directa o indirectamente. La información contenida en este libro se ofrece únicamente con fines informativos y es universal.

La presentación de la información se realiza sin contrato ni ningún tipo de garantía. Las marcas registradas que se utilizan son sin ningún consentimiento, y la publicación de la marca registrada es sin permiso o respaldo del propietario de la marca registrada. Todas las marcas registradas y marcas dentro de este libro son sólo para propósitos de aclaración y son propiedad de los propietarios mismos, no afiliados con este documento.

ÍNDICE

ÍNDICE 6
INTRODUCCIÓN 1
CAPÍTULO 1: Ayuno intermitente ¿Qué es? 8
CAPÍTULO 2: ¿Por qué es beneficioso el ayuno? 16
CAPÍTULO 3: Tipos de ayuno 21
CAPÍTULO 4: Combinación del ayuno intermitente y la cetosis nutricional 28
CAPÍTULO 5: ¿Qué comer durante el Ayuno Intermitente? 34
CAPÍTULO 6: Consejos para practicar durante el ayuno intermitente 38
CAPÍTULO 7: El ayuno intermitente ¿Cómo practicarlo? 45
CAPÍTULO 8: Elabore el menú para su ayuno intermitente 60
CAPÍTULO 9: Diseñando Mi Plan de Ayuno Intermitente 89
CAPÍTULO 1 0: Consejos para ayunar de forma beneficiosa 99
CAPÍTULO 11: 51 Recetas extras para complementar el ayuno intermitente 104
CONCLUSIÓN 164

INTRODUCCIÓN

La efectividad de la mayoría de las dietas y de los planes alimenticios no sólo radica en su estricto cumplimiento, sino en diversos factores como el tipo de metabolismo y la capacidad de absorción de los nutrientes de cada persona, e incluso, el hecho de que en un año el tipo de dieta le haya ayudado no quiere decir que al año siguiente tenga la misma efectividad.

Muchas dietas se basan solamente en la reducción de las calorías que se consumen, pero a la vez en el aumento del número de comidas que una persona puede consumir durante el día, esto supone un régimen alimenticio bastante estricto que muchas veces puede no funcionar. Todos estos elementos más la poca creatividad a la hora de cocinar pueden desencadenar un proceso alimentario monótono y aburrido.

El Ayuno Intermitente: Variedad mientras adelgaza

Para llevar un ritmo de vida saludable, la alimentación variada es de vital importancia. Por un lado, garantiza la efectividad del régimen alimenticio y por otro le aporta nutrientes esenciales que le ayudan a evitar enfermedades de tipo cardíacas, renales, diabetes y le facilitan un mejor transito intestinal.

El ayuno intermitente le proporciona un plan alimenticio totalmente efectivo que le ayudará a no sólo tener mejor salud, sino a obtener un mejor cuerpo y figura.

El ayuno intermitente le ayudará a obtener esos cambios que desea y en poco tiempo (Claro está que esto supone un cambio radical en su estilo de vida). A diferencia de otras dietas costosas, el ayuno intermitente le proporciona la información para que la preparación de sus comidas sea menos costosa, más saludable y eficiente. Una vez que lo intente, no se arrepentirá de los resultados.

Adelgazar sin sacrificar

Este método trae consigo increíbles beneficios que no podrá creer porque por un lado con esta dieta no deberá cambiar la mayoría de las cosas ni la cantidad que consume diariamente ¿Cómo así? Con el ayuno intermitente existirán momentos en el día en el cual puede consumir literalmente cualquier tipo de alimentos.

Con este método podrá aumentar todas sus capacidades físicas ya que tendrá mucha más energía durante el día y sobre todo podrá aumentar su capacidad de concentración.

Su ritmo de vida cambiará de forma radical con el ayuno intermitente, los resultados positivos de esta dieta no sólo lo notará en su mente y cuerpo, sino también en sus actividades diarias en el trabajo y el hogar.

Desde el año 2010, la popularidad del ayuno intermitente ha ido aumentando gracias a su gran efectividad. Su estricto cumplimiento le ayudará a ver los resultados en tan solo un par de semanas (Aumento del metabolismo, mayor absorción de nutrientes).

¡Vale oro!

Se dice que el ayuno intermitente es un tesoro escondido debido a su larga existencia, se dice que este método ha sido realizado desde principios de la humanidad y que sus secretos se habían mantenido prácticamente olvidados durante todo este tiempo, sobre todo a lo concerniente a sus beneficios en la salud.

Posterior al año 2010 ha sido practicado por miles de personas, las cuales buscan un mayor beneficio para su salud, para bajar de peso, realizar dietas a bajo costo y tener el cuerpo que desean. Hasta hace poco no se habían observado tan de cerca los beneficios que el ayuno podía proporcionar a quien lo practica.

Adelgazamiento, ayuda efectiva para la diabetes tipo 2, mejora a la concentración, piel sana, disminución de los niveles de colesterol en la sangre y ayudar a los procesos digestivos son algunos de los grandes beneficios que proporciona el ayuno intermitente. Otro de sus beneficios es el ahorro de dinero al realizar una dieta puesto que muchas de las dietas recomendadas resultan ser muy costosas para lamayoría de las personas.

Salud al alcance de su mano y de su bolsillo

El ayuno acompañado de una buena alimentación (No es necesario incluir alimentos costosos y que no se consiguen fácilmente en los mercados), le ayuda a mantener un estilo de vida saludable y de bajo costo. A diferencia de la mayoría de dietas costosas, le ayuda a simplificar su proceso para bajar de peso y lograr el peso que desea.

La mayoría de las personas que presentan obesidad, cansancio o fatiga poseen valores de salud excesivamente elevado. Gracias al beneficio del ayuno, podrá bajar el consumo de calorías y azúcares procesados. Gracias al ayuno, su cuerpo podrá utilizar la grasa acumulada haciendo que pierda peso, eliminar las toxinas proporcionándole una mayor resistencia a la hora de correr o caminar y ayudándole a retrasar el envejecimiento a nivel celular.

Adelgazar sin sufrimiento

El ayuno intermitente le garantiza todos los beneficios necesarios a la hora de perder peso. Hay que resaltar que el ser humano ha evolucionado para soportar horas de ayuno durante el día.

Una vez aprenda todo sobre este método, no podrá dejarlo, ya que le ofrece muchos beneficios para su vida diaria. Por un lado le ayudará a tener mayor seguridad en usted mismo y en lo que hace en suhogar o en su trabajo y poco a poco irá aceptando que no es necesario comer ese tipo de alimentos nocivos para su cuerpo.

Al retrasar las comidas, su cuerpo comenzará a quemar toda esa grasa acumulada obteniendo esos resultados físicos que tanto desea en poco tiempo.

Soy diabético ¿Puedo realizar elayuno intermitente?

Muchas personas con diabetes tipo 2 han presentado mejorías con el uso de esta dieta. Gracias a la no ingesta de alimentos procesados, su cuerpo regulará los niveles de insulina. Su efectividad también radica en añadir rutinas de ejercicios diarios, por lo que actúa a la par de la disminución de grasa corporal.

Cuando inicie esta dieta, su cuerpo comenzará la verdadera regeneración celular reemplazando las células viejas por células nuevas y mucho más fuertes. Por otro lado, su cuerpo comenzará a realizar el proceso de autofagia, el cual le ayudará a expulsar toda la grasa acumulada en su cuerpo durante meses o años.

Al eliminar la grasa y con la ayuda de una buena rutina de ejercicios, su cuerpo comenzará a sustituir el espacio graso por tejido muscular, proporcionándole un cuerpo libre de flacidez y más fibroso a la par de que sentirá cómo su organismo le proporciona energía extra para realizar sus actividades durante el día y mejorará la calidad de su sueño durante la noche.

Adiós definitivo a las dietas derevistas

No pierda su oportunidad, esta dieta le proporciona un cambio radical a su pesada vida. Su cuerpo no puede esperar más, con este proceso podrá obtener el ritmo de vida que necesita y crear un capítulo nuevo en su saludable vida. Un cuerpo desintoxicado le proporciona mayor desenvolvimiento, aumenta su atractivo y puede hacer muchas más actividades durante el día.

No siga desperdiciando su tiempo y dinero en otras dietas costosas. El ayuno intermitente es completamente gratis, así que no siga perdiendo su tiempo con esas dietas que son tan difíciles de cumplir, sólo se necesita voluntad y constancia para lograr ese ritmo de vida que tanto necesita.

Si su cuerpo necesita ser mejorado, bajar de peso, controlar sus niveles de insulina, mejorar su estado digestivo, obtener más energía, y mejorar su estado cardiovascular, le ofrezco los consejos deeste libro.

Tras un minucioso trabajo de investigación, hemos recogido los mejores métodos a la hora de realizar el ayuno.

Es hora de que abandone esas costosas dietas tradicionales que no le generan beneficios. El ayuno intermitente está a la espera para que logre ese cambio radical que tanto necesita, mejorando su aspecto, salud física y su salud mental. ¡Es hora de comenzar ya mismo a ayunar!

CAPÍTULO 1:

Ayuno intermitente ¿Qué es?

Ayunar es el aplazamiento de la gesta alimentaria por diversos motivos, algunos religiosos y otros por salud. El ayuno, si se hace de manera correcta y siguiendo los consejos plasmados en este libro, no deberían generar perjuicios a su salud.

El ayuno intermitente es un sistema nutricional que consta de etapas conocidas como Ventanas de Ayuno y Ventanas de Alimentación. Estas etapas y su efectividad han atraído la atención de diversos científicos y nutricionistas a la hora de bajar peso sin generar traumas a su régimen nutricional y a los beneficios físicos y psicológicos que trae a nuestro organismo.

Primera Ventana: Ayuno

La efectividad del ayuno intermitente radica en el cumplimiento estricto de sus ventanas como lo explicaba anteriormente.

La Ventana de Ayuno es el período en el cual el cuerpo no debe tener ningún tipo de ingesta calórica, durante este tiempo sólo es permitida la ingesta de líquidos que no contengan ningún tipo de azúcares naturales o refinados, tales como el agua o té sin azúcar.

Segunda Ventana: Ingesta Calórica

Al contrario de la ventana de ayuno, en el proceso de ingesta calórica que dura aproximadamente entre 06 y 10 horas podemos consumir cualquier tipo de alimento que queramos como proteína, fruta e incluso carbohidratos. Este período es el único durante el día en el cual podremos alimentarnos de forma completa respetando siempre la ingesta de líquidos que ayuden a botar las toxinas perdidas en nuestro cuerpo (Recuerde acompañar este proceso con ejercicios básicos en casa o en el trabajo).

Conociendo lo que es el "Ayuno"

Para entender lo que hacemos es necesario conocer el significado de cada palabra. Según la RAE, la palabra "Ayuno" significa abstenerse total o parcialmente de comer o beber.

También sabemos que la palabra "Ayuno" proviene del latín "Ieiunum", que significa vacío, sin nada. Con el paso del tiempo, esta palabra fue adoptada por diversas culturas y sobre todo religiones para expresar esa capacidad humana de no ingerir alimentos por tiempo determinado.

Historia del Ayuno Intermitente

Nadie sabe a ciencia cierta quién creó el concepto de "Ayuno Intermitente". Se especula que surgió en una lucha constante contra las dietas tradicionales que contemplan el consumo de 4 o 5 comidas al día repartidas en porciones iguales. Esta palabra surge para desmentir el mito de que mientras se coma mucho, pero en pocas cantidades, el cuerpo se convierte en una máquina mucho más saludable.

¿Es verdad lo de las 05 comidas?

Normalmente los nutricionistas clásicos establecen que el cuerpo necesita 05 comidas diarias distribuidas de manera uniforme durante el día. Según para ellos, su cuerpo perderá grasa, se desintoxicará y por ende cambiará su vida manteniendo este ritmo.

Como contraparte, el ayuno intermitente establece que la importancia no radica en la cantidad de alimentos que coma, sino en respetar la cantidad de alimentos procesados que ingiera durante el día. De esta forma, su cuerpo comenzará un proceso de reducción de peso que con ayuda de ejercicios le ayudará a desintoxicarse por completo.

El ayuno intermitente es el único que le brinda las herramientas necesarias y de bajo costo para que mejore su condición de salud, haciéndolo más activo, con menos peso y más saludable.

¿De qué trata el ayuno intermitente?

Consiste en dividir el proceso alimenticio por etapas o ventanas de alimentación, en el cual se abstendrá de ingerir alimentos para luego comenzar con la ingesta de alimentos saludables en la cantidad que desee.

Estas ventanas, según cada tipo de ayuno intermitente, se dividen de la siguiente forma: Ventana 06 a 08, Ventana 12 a 12, Ventana 05 a 12, entre otras.

A diferencia de las dietas convencionales, el ayuno intermitente es un proceso sencillo, no necesita pasar horas en la preparación de cada alimento ni gastar grandes sumas de dinero en alimentos costosos, sólo necesita la disciplina y la paciencia para cumplir con cada ventana.

La Humanidad y el Ayuno

El ayuno siempre ha estado desde los principios de la historia de nuestra humanidad. Como carácter religioso, el ayuno se presenta como proceso limpiador y purificador en las diversas religiones antiguas e incluso se dice que el ayuno es uno de los peldaños para alcanzar la verdadera realización.

Muchos budistas consideran el proceso de alimentación como un proceso de alimentación al templo humano, pero también consideran el ayuno como parte del proceso de purificación del cuerpo.

Para los musulmanes, el ayuno da apertura a fiestas religiosas, por lo que es importante adentrarnos en el proceso de ayuno no solo como agente de cambio en nuestro cuerpo, sino también como limpiador y purificador de nuestro espíritu.

Siglos XIX y XX

Con el desarrollo de la ciencia a mediados del siglo XIX, la humanidad comenzó a interesarse más por los efectos beneficiosos del ayuno para el cuerpo, de esta forma se fueron sumando más y más expertos integrando a muchas ramas de la ciencia. De esta manera se comienza a desarrollar el no solo el carácter espiritual del ayuno, sino también sus consecuencias a nivel físico y psicológico.

Es así como en países como Alemania, EEUU, Francia y Suiza se comenzó a utilizar el ayuno en pacientes que necesitaban mejorar su salud física, obteniendo beneficiosos resultados para el tratamiento de diversas enfermedades.

Regeneración alimenticia causada por el ayuno

Hoy en día está totalmente comprobado y recomendado el ayuno como parte de los tratamientos para curar diversas enfermedades, así como para purificar el cuerpo.

Según algunos autores, el ayuno intermitente puede proporcionarle los siguientes beneficios:

1. Pérdida de peso y grasa.
2. Incremento de la quema de grasa.
3. Disminución de los niveles de insulina yazúcar.
4. Mejora de la lucidez y concentración.
5. Aumento de la energía.
6. Disminución de colesterol en la sangre.
7. Alargamiento de la vida.
8. Limpieza celular.
9. Reducción de la inflamación.

Otros científicos establecen que el ayuno es un regalo de la evolución humana para la regeneración del cuerpo y la desintoxicación. El ayuno intermitente le ofrece la regeneración de la vida misma.

La Ciencia y el Ayuno Intermitente

Hay diversas opiniones científicas a la hora de hablar sobre los beneficios del ayuno: Por un lado, se le atribuye beneficios químicos dentro del cuerpo que ayudan al estado mental del humano. A pesar de que este método no cuenta con una base científica sólida, muchos médicos en especial los naturistas recomiendan la realización de ayunos como parte del proceso de limpieza y recuperación del cuerpo. Por un lado el ayuno actúa como desintoxicador y por el otro permite la sustitución de alimentos altos en grasas y azúcares por alimentos más sanos sin generar efectos secundarios en el cuerpo.

El ayuno, parte de la evolución

Lo cierto de todo esto es que los científicos recomiendan el ayuno como parte del cambio de nuestras costumbres de vida. La evolución nos ha dado la capacidad de programar ese proceso alimenticio según nuestras costumbres y formas de vida. Tenemos la herramienta en nuestras manos para cambiar nuestra forma de vida.

Bajo el reordenamiento de la ingesta de alimentos, el ayuno permite obtener numerosas ventajas, lo que confirma su practicidad, sobre todo para esas personas que pasan gran parte del tiempo en sus trabajos.

El ayuno intermitente en laactualidad

Actualmente el ayuno intermitente ha ganado mucho terreno en personas con obesidad y sobrepeso, gracias a que puede bajar de peso sin necesidad de gastar tanto dinero. El ayuno se ha convertido en la principal estrategia para todos y todas. Por otro lado, con la creciente alternativa al tratamiento de enfermedades crónicas, el ayuno ha ganado espacio en el proceso de desintoxicación y se ha transformado en un estilo de vida para muchos.

El ayuno no es un proceso exigente, implica disciplina a la hora de las ventanas pero no requiere de mayores procesos a la hora de alimentarse. Gracias a esto se ha transformado en una alternativa para aquellas personas que pasan el día entero en sus trabajos, sólo con respetar los horarios y hacer un poco de ejercicio pueden mantener una vida completamente saludable.

Actualmente muchos se atribuyen el haber creado el ayuno intermitente. Resulta que este es un método que existe desde hace muchísimos años como lo mencionábamos al principio de este libro. El ayuno ha sido utilizado desde el principio de la civilización humana.

Por otro lado, existen cada vez más personas quienes han compartido sus buenas experiencias con el ayuno intermitente. Podríamos decir que mas allá de un método, se ha transformado en un estilo de vida para quienes quieren tener una mente y cuerpo sano. También es importante saber que en el caso de los niños hay un margen específico para la realización de esta dieta, debido a que aún se encuentran en proceso de crecimiento y su demanda de proteínas es mucho mayor a lade un humano adulto.

CAPÍTULO 2:

¿Por qué es beneficioso el ayuno?

Como lo hemos dicho anteriormente, el ayuno intermitente ha estado ganando espacio entre las mejores alternativas para una dieta sana. Sus principales detractores se refieren despectivamente a ella como "El dejar de comer" o "Privar al cuerpo de sus nutrientes" sin conocer que el ayuno no modifica la ingesta de la cantidad calórica y proteica que el cuerpo humano necesita. Su efectividad radica en la modificación de los horarios de alimentación, esto supone además beneficios mentales en el autocontrol durante las comidas.

En esta guía encontrará muchos de los beneficios que el ayuno intermitente aporta a su salud. Son cada vez más las personas que se han sumado gracias a su gran efectividad. Gracias a la comprobación científica podemos decir que ayunar es parte fundamental para la evolución y la desintoxicación de su organismo, además de hacerlo sentir a gusto con su cuerpo y por ende con tu mente.

¿Cómo funciona en su cuerpo?

El ayuno intermitente influye de manera directa en el desarrollo de su sistema metabólico. Al privar a su cuerpo de la ingesta de alimentos, su cuerpo comenzará a utilizar la grasa almacenada en zonas como el abdomen y los brazos y a reconfigurar la absorción de elementos nocivos, tales como las grasas saturadas y los azúcares que el humano actual consume diariamente.

La idea de esta dieta es re-acostumbrar a su organismo con un nuevo cambio de horario para ingerir los alimentos y a su vez bajar el consumo de toxinas que han estado en nuestro organismo durante años. Normalmente el cuerpo retiene líquidos en su organismo, los cuales son los causantes de la obesidad. Con el ayuno, su cuerpo va liberando esa masa de toxinas y por consiguiente su salud física notará mejoría en apenas 02 semanas.

Por otro lado, la no necesidad de consumir tantos alimentos al día ayuda a que este tipo de dieta sea, además de efectiva, muy poco costosa a diferencia de esas recetas de nutricionistas que nos hacen gastar millones en muchos alimentos que finalmente no son bien utilizados por nuestro organismo.

Normalmente estos planes eliminan desde el primer día el consumo de grasas y azúcares, produciendo en la persona severos ataques de abstinencia y ansiedad, algunos generando problemas físicos y psicológicos.

Parar al cuerpo de una forma radical de la ingesta de estos elementos a los que ha estado acostumbrado durante toda su vida no está para nada bien. Nuestra dieta busca no solo la modificación de sus hábitos, sino también la sustitución progresiva de estos alimentos nocivos para el ser humano.

¿Cómo hago con los postres?

Como el ayuno solamente lo priva durante un período de tiempo de la ingesta de alimentos, podrá consumirlos una vez haya finalizado este lapso. Para eso existen las ventanas de ingesta, donde puede consumir todos los alimentos que desee, eso sí, siempre respetando el margen entre una ventana y otra.

Cuerpo y mente sana

Desde el punto de vista mental y cognitivo, el ayuno intermitente le ayuda a incrementar sus niveles de concentración y rendimiento. Para los estudiantes resulta muy beneficioso ya que ayuda al rendimiento, la concentración y a la retención de la información.

El ayuno intermitente aporta grandes beneficios en cualquiera de las disciplinas gracias a que no solo le proporciona energía y concentración, sino que le ayuda a mantener un mayor control sobre las necesidades de su cuerpo.

En el caso de la obesidad, los planes del ayuno intermitente ayudan a su reducción, esta enfermedad que afecta a la totalidad del mundo ha cobrado la vida de millones de personas. Se estima que cerca de mil millones de personas padecen de esta enfermedad que pone en riesgo la salud de las mismas. Gracias a nuestra dieta, el cuerpo puede consumir los altos niveles de grasa que posee la persona con obesidad, además de ayudarlos con la retención de líquidos y los altos niveles de azúcar en la sangre.

Con la ayuda de nuestras ventanas, las personas con obesidad podrán lograr el cuerpo que desean sin poner en riesgo su integridad física, por lo que en corto y largo plazo se garantiza la pérdida de peso constante sin riesgo alguno.

Ayuda a su corazón

Actualmente está comprobado científicamente que el ayuno más la baja ingesta de grasas saturadas y azúcares ayuda a la reducción de los niveles de grasa en la sangre y en el cuerpo. Sin duda alguna la reducción de la ingesta nociva ayuda a la pérdida de peso y por ende ayuda a mantener un sistema sanguíneo libre de grasa.

Al limpiar su sistema cardiovascular, su cuerpo podrá evitar enfermedades como el infarto, ACV o Hígado Graso. Se estima que gran parte de la población tendrá, al menos, un infarto. Con el ayuno intermitente podrá reducir esa posibilidada cero gracias a que su cuerpo podrá liberarse de todas esas grasas y toxinas almacenadas.

Regenera su cuerpo

De la misma forma que el ayuno ayuda a limpiar nuestro corazón, también lo hará con nuestro principal órgano, el cerebro, gracias a que con esta dieta podrá tener un cuerpo completamente desintoxicado, sintiéndose bien mentalmente y por ende tendrá una vida mucho más larga.

Gracias al aumento de la oxigenación de su cuerpo se enfermará menos, lo cual le ayudará a mantener un estado de salud ideal. También gracias al ayuno puede tener mejorías en su sistema respiratorio, a controlar los niveles de azúcar en la sangre y por ende a mejorar las causas y síntomas de la diabetes tipo 2, al aumento de la energía que su cuerpo puede dar durante el día y a tener una mejor salud mental e incluso a tu capacidad sexual.

CAPÍTULO 3:

Tipos de ayuno

Una vez conocidos los grandes beneficios del ayuno intermitente, es necesario que sepa que existen muchísimos métodos que lo utilizan.

Gracias a un profundo proceso de investigación, he desarrollado 05 tipos de ayuno que utilizados deforma correcta pueden brindarle la efectividad que desea.

Ya sabemos que el ayuno va estrechamente ligado al plan de alimentación, por lo que su efectividad también depende de él. Los 05 tipos de ayuno van de formatos más sencillos como el de 12-12 y de 16-8, hasta los más complejos como el de 20-4. Al final, todos tienen el mismo objetivo de brindarle un cuerpo y una mente saludable.

Gracias a los avances de la ciencia, hoy podemos decir que el ayuno intermitente es completamente seguro para cualquier persona y esto es porque ayuda a mejorar el funcionamiento del organismo sin generar cambios bruscos en su metabolismo.

Ayuno 12-12

Este tipo de ayuno es, sin duda alguna, el más sencillo de todos y consiste en dos ventanas de 12 horas cada una. En la primera de ellas podrá ingerir dos comidas sin importar la cantidad calórica que contenga cada una y en la segunda ventana de 12 horas corresponderá a la del ayuno, la ventaja de esto es que durante este tiempo se cuentan las 08 horas de sueño, por lo que sólo pasará 04 horas sin ingerir ningún tipo de alimento.

Otro formato de este tipo de ayuno es la realización de 02 comidas durante el día en la que puede consumir lo que quiera. Normalmente estas comidas son el desayuno y la cena y entre ellas existe una brecha de 12 horas, por lo que debe calcular bien a que hora tomará el desayuno.

Mi recomendación es que una vez comience el ciclo, puede reducir poco a poco la ingesta de comida, de esta forma irá acostumbrado a su cuerpo física y psicológicamente a la baja ingesta de alimentos y por ende su proceso de liberación de grasas será mucho más rápido y efectivo.

Este método de 12 horas es el más fácil de cumplir y el que menos exigencias le pide a su organismo, por lo que se recomienda a aquellas personas que lleven un ciclo de vida más tranquilo durante el día.

Es importante que una vez cumpla este ayuno de 12 horas, por lo menos durante 05 días, vaya aumentando su rigurosidad para que los avances sean más palpables para su mente. Recuerde que la mayor parte del trabajo en el ayuno intermitente es psicológico.

Ayuno intermitente 16-8

Este tipo de ayuno también conocido como "El Protocolo Lean Gains" consiste en ayunar durante 16 horas continuas que suelen incluir las 08 horas de sueño, por lo que ese período se reduce a 08 horas sin ingesta de alimentos, a lo que le sigue la ventana de ingesta en la que, al igual que en la anterior, puede comer cualquier cosa.

Este método fue inventado con la finalidad de que a la pérdida de grasa se le sume un fuerte entrenamiento con pesas, de modo que la pérdida de grasa sea sustituida por el aumento de masa muscular.

Como el período de cada ventana aumenta, su cuerpo estará sometido a mucha más presión a la hora de no poder consumir ningún tipo de alimentos, pero ese esfuerzo será recompensado con la otra ventana en la que podrá comer frutas, verduras, dulces y chucherías sin ningún tipo de limitaciones. Este método es el que más se acerca al método ideal, ya que cuenta con 16 horas para liberar su cuerpo de grasas y toxinas y 08 para recuperarse con otro tipo de alimentos.

Este formato de 16-8 es el más eficaz a la hora de ayudar a su cuerpo en la purificación y pérdida de grasa. Sólo necesita voluntad para no consumir durante el tiempo estipulado.

Ayuno 20-04

Este plan es el siguiente nivel luego del 16-8, por lo que necesita cierto nivel de control sobre la necesidad de alimentarse durante el día. Al igual que los planes anteriores se basa en dos ventanas: Una de ayuno y otra en la que se puede consumir todo tipo de alimentos que tiene una duración de 04 horas a partir de la primera comida del día.

Este tipo de ayuno debe tener un período de ayuno de 20 horas continuas en el que no se puede ingerir ningún tipo de alimento sólido o líquido, seguido por una ventana de alimentación en la que podrá ingerir el tipo de alimento que prefiera.

Se considera que este tipo de ayuno es bastante exigente debido a la cantidad de tiempo que las personas deben pasar sin ingerir alimentos, por lo que es mayormente utilizado por quienes ya han pasado por los dos niveles anteriores durante varias semanas.

Para este tipo de ayuno sólo se necesita consumir 01 comida al día, por lo que para el caso de las personas ansiosas se recomienda la ingesta de líquidos como el café, té o agua para mantener el cuerpo bien hidratado y que ayude a suorganismo a librarse de todas esas toxinas y grasas almacenadas en su cuerpo durante años.

Una de las recomendaciones que puedo hacerle es que deje las 04 horas de ingesta para el final del día y durante el transcurso del día sólo limitarse a consumir algún té negro o verde para hidratarse. Durante la cena, es necesario que incorpore mucha proteína animal y vegetal en cantidades más elevadas a las acostumbradas normalmente. Luego de la cena, puede incorporar dulces de gran contenido calórico como el chocolate, donas, entre otros.

Otro consejo es que no desespere, es necesario mantener este ritmo de ayuno-alimentación durante unas 03 semanas para que su cuerpo pueda considerarlo como su ritmo normal y de esta forma pasar al siguiente nivel. Debe recordar que el ayuno le brinda muchos beneficios a su salud y que puede ser practicado por todo tipo de organismo.

Ayuno 24 horas

Es importante resaltar que esta modalidad de ayuno sólo debe ser practicada por personas que ya han sido expertas en los tipos de ayunos explicados anteriormente. Como su nombre lo indica, el ayuno de 24 horas consiste en durar este lapso de tiempo sin consumir ningún tipo de alimento, sólo se recomienda la ingesta de líquidos como el té o el café negro para mantener hidratado al cuerpo. Una vez transcurrido este período, tendrá otras 24 horas para consumir los alimentos que consume normalmente.

A diferencia de los anteriores métodos, este período de ventana es mucho más grande, por lo que debe ser bien aprovechada consumiendo alimentos ricos en proteínas y evitando los excesos de azúcares, es decir, puede consumir dulces pero no de forma excesiva o exagerada.

Diversos experimentos demuestran que las personas que siguen estas ventanas experimentan menos episodios de hambre y ansiedad que aquellas que siguen períodos más cortos, esto se debe a que el cuerpo comienza a tener control sobre la Ghrelina, la cual es la hormona que controla la sensación de hambre en su cuerpo.

Efectos en nuestro cuerpo

El cuerpo humano es una máquina perfecta, por lo que no hay que subestimar su capacidad para adaptarse a cualquier situación. Está demostrado que si dejamos de comer por 24 a 48 horas, nuestro cuerpo comenzará a acelerarse y por ende la perdida de grasa es mucho mayor, sobre todo para aquellas personas que incorporan actividad física durante el día.

Ayuno intermitente 48 horas

Este es, sin duda alguna, el ayuno más difícil de cumplir. El ayuno de 48 horas implica que deberá pasar 48 horas sin ingerir otra cosa que no sean líquidos que mantengan hidratado su cuerpo.

El ayuno de 48 horas es considerado por expertos y nutricionistas como el tope máximo, ya que de pasar mucho más tiempo sin alimentación el cuerpo puede tener severos problemas a largo plazo. Este tipo de ayuno contará con dos ventanas, una de ayuno que durará 02 días y otra de ingesta que durará 24 horas en la que puede consumir lo que quiera.

CAPÍTULO 4:

Combinación del ayuno intermitente y la cetosis nutricional

Es completamente cierto que el ayuno intermitente trae muchos beneficios para la salud, pero su efectividad puede aumentar con una buena alimentación. En este capítulo le quiero hablar sobre los magníficos resultados que traerá para usted la combinación del ayuno intermitente con una buena alimentación, cargada de alimentos que provengan de la cetosis nutricional.

Innumerables son los beneficios que esta combinación traerá de manera progresiva para su cuerpo, sobre todo en el rejuvenecimiento celular y en la desintoxicación de su organismo. Cuando hacemos ayuno, los beneficios se aplican durante los períodos que este dura, con la cetosis nutricional este beneficio se complementa y se extiende en ambas ventanas.

La efectividad de ambos métodos radica en que ambos procesos actúan de forma sistémica, que aplicados de forma correcta liberan y desintoxican su cuerpo y a la vez le aportan los nutrientes necesarios para que funcione de forma correcta.

Cetosis nutricional: ¿Qué es?

Para empezar, debemos aclarar que la Cetosis no es un tipo de dieta como a la que estamos acostumbrados. La Cetosis es un período de tiempo en el cual nuestro cuerpo comienza a transformar toda la grasa acumulada en nuestro organismo en energía extra para el cuerpo.

Para hablar de esta dieta es necesario remontarnos a nuestros antepasados que estaban adaptados a un tipo de dieta muy distinto al que conocemos en la actualidad. Para el hombre antiguo, debido a las grandes carencias y a la baja diversidad de alimentos, era necesario convertir cualquier tipo de proteína o suplemento natural en energía. Es por eso que en este libro le enseñaré cómo transformar cualquier tipo de ingesta en energía pura para su cuerpo.

Esta dieta normalmente es confundida con la llamada "Dieta Cetogénica", la cual se basa en un plan de alimentación a base de grasas y nulo en el contenido de carbohidratos.

La cetosis en el humano antiguo

En el pasado, los humanos no se alimentaban como lo hacemos hoy día. La escasez de alimentos los hacía mantener un tipo de dieta muy limitada, además de eso debido a su tipo de vida de cazadores-recolectores, el humano sólo se alimentaba cada 02 o 03 días, por lo que tenía que ingeniárselas para que su cuerpo transformara y distribuyera de forma correcta esa cantidad de energía. Todo este proceso de convertir los alimentos en energía y distribuirlos por días se conoce como "Cetosis Nutricional".

Es por eso que cuando hablamos de Cetosis nos referimos a regresar a los orígenes de la humanidad que poco a poco fue evolucionando hasta tener hoy día el ritmo de alimentación diario. Esto no quiere decir que el cuerpo no pueda readaptarse para consumir menos alimentos durante el día y aprovechar al máximo la energía obtenidadurante este proceso.

En la actualidad este mecanismo de emergencia puede estar presente en circunstancias extremas, es por eso que en algunos casos sobrevenidos las personas pueden soportar hasta mas de 04 días sin consumir ningún tipo de alimento y mantenerse en un estado de hibernación por decirlo de alguna forma.

Para entender el cómo funciona este proceso debemos conocer el origen de la palabra "Cetosis", la cual proviene del idioma anglosajón Keto, tambiénde la palabra "Cetosis" deriva la "Cetona", que es el nombre que se le da a las pequeñas partículas de energía que alimentan al cuerpo. Es decir que la Cetona es una partícula alterna a la energía proveniente de los azúcares que es producida cuando el cuerpo entra en estado de Cetosis.

La disminución de la grasa corporal se acelera cuando su cuerpo, que gracias al proceso de Cetosis producido por la baja ingesta de carbohidratos, comienza a transformar toda esa grasa corporal en Cetonas. También es importante que sepa que es el hígado quien se encarga de la eliminación de ese gran contenido de grasa para mantener con energía al órgano más importante de su cuerpo, el cual es el cerbero.

Efectos secundarios

A pesar de que su cuerpo está en proceso de desintoxicación, hay efectos secundarios que le pueden afectar de manera no permanente pero que debe estar atento a la posible permanencia de estos.

A continuación, le dejaré algunos de los efectos que pudiera experimentar si combina el ayuno intermitente con la Cetosis Nutricional:

1. Dolores de cabeza y mareos: Normalmente estos efectos aparecen a los 03 días de haber iniciado el proceso de Cetosis. Este efecto se produce por la baja de azúcar de su sangre, por lo que no debe preocuparse.

2. Alitosis: También se le conoce como "Aliento Afrutado" y es producido por los jugos gástricos de su organismo. Cuando el cuerpo tiene muchos Cetónicos acumulados, comenzará a liberarlos a través del aliento.

3. Fuerte Sudoración: Cuando está en estado de Cetosis y realiza algún tipo de actividad física, notará un tipo de sudor más fuerte que lo normal.

4. Sensación de Náuseas: Síntomas como el mareo y nauseas son causados por el estado de Cetosis e incluso también puede presentar vómitos.

5. Arritmias: Es poco frecuente sentir arritmias en su cuerpo. De sentirlas, no debe preocuparse, suelen durar poco tiempo.

6. Olor Fuerte en la Orina: El color oscuro y el olor fuerte de la orina se debe a un buen síntoma, puesto que significa que su cuerpo está eliminando la grasa acumulada en su cuerpo a través de esta.

7. Inapetencia: Este es otro de los efectos positivos de la Cetosis y significa que su cuerpo está utilizando la energía almacenada para saciar el hambre.

La combinación de la Cetosis con los períodos de ventana del ayuno intermitente suele tener mucha receptividad y muchos beneficios para su organismo a la hora de quemar grandes cantidades de calorías de su cuerpo, siempre dejando presente que debe mantenerse hidratado en todo momento consumiendo grandes cantidades de agua.

Hay quienes combinan este tipo de dieta con una alimentación sana baja en grasas y azúcares, pero mi recomendación para aquellas personas que necesitan liberar grandes cantidades de grasa corporal es la combinación de las ventanas del ayuno con la Cetosis Nutricional.

No podemos dejar a un lado que al activar el estado de Cetosis nuestra habilidad mental aumentará a pocos días de haber comenzado. Otra de las cosas que debe tener presente es que este proceso es poco recomendable para aquellas mujeres que están en proceso de lactancia.

CAPÍTULO 5:

¿Qué comer durante el Ayuno Intermitente?

La base de una dieta es la buena alimentación, es por eso que debe consumir alimentos ricos en proteína y grasas saludables a la hora de realizar el ayuno. La ventaja de esto es que el ayuno intermitente le permite consumir casi que todo tipo de alimentos durante las ventanas de alimentación, por lo que sólo debe preocuparse por la preparación y la variación para evitar el aburrimiento.

A continuación, le presentaré una lista de consejos que debe tomar a la hora de cumplir con una dieta efectiva libre de calorías y grasas nocivas para su organismo. Para comenzar, debe saber escoger alimentos bajos en azúcares y grasas, de esta forma eliminará el exceso de glucosa de su organismo.

Dieta rica en proteínas y vegetales

Toda dieta debe tener como base el consumo de una buena cantidad de vegetales. No escatime a la hora de consumirlos puesto que son muy importantes como complemento a su proceso de ayuno. Le recomendamos el consumo de brócoli, espinaca, coliflor y calabaza, así como también el consumo de vegetales ricos en agua como la lechuga. Las frutas no sólo son deliciosas y variadas, sino que también se convierten en un gran aliado a la hora de sentirse saciado. La manzana, las fresas y la banana pueden ser el cierre de su menú para dejar un sabor dulce en su boca. Recuerde acompañar esta dieta con el consumo de mucha agua, té, o café negro.

A continuación, le presentaré algunos consejos que serán muy efectivos a la hora de decidir qué desea desayunar. Es importante que siempre mantenga las cantidades ya que su disminución puede ser perjudicial para su cuerpo:

- Comer como siempre lo hace: La ventaja de esta dieta es que puede consumir prácticamente lo que desee, aún así, le recomendamos mantener una dieta saludable para que el proceso de limpieza de su cuerpo sea mucho más efectivo y pueda ver mejores resultados.

- Mantener las cantidades: Es importante mantener las mismas cantidades de alimentos. Un consejo es que a medida queva avanzando, su dieta puede sustituir alimentos como frituras, golosinas o batidos altos en azúcares por alimentos más saludables como frutas, verduras o batidos verdes altos en proteína.

- Durante las ventanas de alimentación, es estrictamente necesario que elimine las comidas rápidas o chatarras. Recuerde que las hamburguesas, pollo frito, churros, pizzas, o comidas muy procesadas son realmente dañinas para su organismo y no permitirán su regeneración celular.

- Incluir fibras en sus dietas: Para ayudar a tener una absorción más rápida de los alimentos y ayudar al tránsito intestinal le recomiendo la ingesta de alimentos ricos en fibras, tales como los espárragos, pechuga de pollo, brócoli, garbanzos, arvejas, lentejas y otro tipo de fibra.

- Consulte en Internet: Puede buscar información sobre el contenido calórico que tiene cada alimento, de esta forma sabrá lo que consume. De igual manera, puede utilizar algunas Apps que le ayuden a organizareste tipo de información.

- Grasas saludables: Evite el consumo de aceites perjudiciales para su salud. Le recomiendo el consumo de aceites vírgenes como el de oliva. En caso de usar aceites en ensaladas, puede agregar semillas como las de chía. No olvide acompañar el consumo de los alimentos con grandes cantidades de agua.

Acompañamiento profesional

Como opción, puede añadir alguna dieta recomendada por algún experto o nutricionista, el problema de esto es que estas dietas normalmente están estructuradas de forma que deba alimentarse 05 veces al día, por lo que deberá incluir solamente los alimentos que ellos recomiendan.

Otra recomendación es que acuda a su médico de confianza para que evalúe en todo momento su estado de salud. El ayuno muchas veces puede generar cambios en su organismo que pueden ser perjudiciales si tiene enfermedades como hipertensión, enfermedad de tiroides, enfermedades gástricas, entre otras.

No violar la dieta una vez iniciada

Una vez iniciado el proceso de depuración de su cuerpo, no tiene marcha atrás. Es muy importante saber que una vez comienza el proceso de ayuno, no debe consumir ningún tipo de comida chatarra ya que le traerá efectos perjudiciales como vómitos, mareos y diarreas.

Si tiene ataques de ansiedad, le recomiendo alejarse de espacios donde se consuma ese tipo de alimentos y que se dedique a consumir alimentos sanos y bocadillos saludables.

CAPÍTULO 6:

Consejos para practicar durante el ayuno intermitente

La mayoría de las personas que deciden iniciar este régimen lo hacen porque desean bajar de peso. Aunque cuando hay quienes lo hacen por motivos espirituales y hasta religiosos, para la mayoría de las personas no es el caso y seguramente tampoco lo es para usted. La experiencia de pasar por varias dietas con resultados no favorables suele ser muy común para las personas que empiezan a probar el ayuno intermitente. Sin embargo, si es una persona disciplinada y decidida en cuanto a los logros que desea cumplir, conseguirá grandes resultados con el ayuno intermitente.

Imagine su cintura unos centímetros reducida, los muslos menos gruesos y un abdomen más plano. Pues esa imagen es la que el Ayuno Intermitente le ayuda a lograr. Pero además, al hacerlo no le deteriorará su salud.

Los resultados del Ayuno Intermitente para disminuir peso siempre serán positivos, sin embargo, al seguir ciertas prácticas se asegurará de obtener mejores resultados.

Consulte a un médico antes de iniciar el ayuno

A pesar de la práctica ancestral de este régimen alimenticio, todavía en la actualidad continúan los estudios científicos y las comprobaciones por parte de los nutricionistas acerca del beneficio de este régimen sin arriesgar su salud. Sin embargo, como cada cuerpo es diferente según el metabolismo y las rutinas alimenticias y de actividad física, es necesario que consulte con su médico de confianza la conveniencia de iniciar éste o cualquier otro régimen alimenticio. Sobre todo en casos de padecimiento de enfermedades congénitas.

No abusar de los alimentos ricos en azúcar

Si bien una de las ventanas de los diferentes tipo de ayuno intermitente permite la ingesta libre de alimentos, incluyendo los postres, golosinas y comida no dietética, debe recordar que si su intención es realizar el ayuno intermitente para adelgazar, conseguirá su meta más rápidamente si deja de lado estos alimentos o al menos no lo consume en exceso. No debe atragantarse de comida mientras se encuentre en la ventana de ingesta.

No empiece con el ayuno másprolongado

Aunque la tentación le lleve a experimentar el ayuno intermitente de mayor nivel para bajar mayor cantidad de peso, le recomiendo que inicie con un tipo de ayuno intermitente que sea menos forzado. Una vez haya realizado algunos de los primeros tipo de ayuno intermitente y guardando el período de descanso de al menos tres semanas, podrá evaluar y repetir el mismo tipo o realizar uno de mayor esfuerzo si su experiencia fue positiva.

Como señalamos en capítulos anteriores, existen varios tipos de Ayuno Intermitente que se diferencian entre sí por las horas de cada ventana. El formato de 12/12 y 16/8 son los más recomendables para las personas que deseen perder peso más rápidamente.

Beber agua

Siempre escuchamos decir la importancia de tomar, al menos, 08 vasos de agua diariamente. Y en el caso de practicar ayuno intermitente este consejo continúa en pie. Más del 70% de su cuerpo está constituido por agua, por lo que el solo echo de tener sed ya es un signo de inicio de deshidratación. Para mantener nuestros órganos saludables, debemos procurar cumplir con el requisito de tomar, al menos, 02 litros de agua diarios.

Si es de los que no están acostumbrados a beberla de forma regular, le aconsejamos que se apoye en diferentes aplicaciones para su teléfono, las cuales le enviarán mensajes de forma regular para invitarle a que beba agua. Hábitos como el de dejar un vaso de agua cerca de su cama para beberlo apenas se despierte, le ayudará a cumplir la meta. También crear el hábito de que al llegar a su casa beba directamente un vaso de agua puede ayudarle a cumplir la meta diaria.

En caso de que necesite darle un poco de sabor al agua para sentirse más motivado, puede echarle unas gotitas de limón o colocarle una hoja de menta.

Distraiga al hambre

Si se encuentra en la ventana de ayuno en donde se supone no debe consumir alimentos, pero siente que le da hambre, no caiga en la tentación y engañe al hambre con ciertos trucos. En ocasiones es posible simplemente evitar pensar y dejar de repetirse a usted mismo que tiene hambre, para lo cual concentrar su mente en otra actividad como el trabajo, una lectura entretenida o un juego en su teléfono celular, puede ayudar a que su mente no tenga como primera opción recordarle que tiene hambre.

Otro truco que funciona para engañar al hambre es tener siempre a la mano un vaso de agua y tomar agua cuando sienta que su estómago le pide alimento.

Aproveche la ventana dealimentación

Cuando esté en su ventana de ingesta, dedique todos sus sentidos a lo que está comiendo. Evite hacer otra actividad además de comer, como ver televisión, trabajar o estar jugando con su móvil. Concentre sus cinco sentidos y el 100% de su mente al acto de alimentarse. Visualice con atención cada bocado que se está llevando a la boca, huélalo, degústelo con atención cuando lo esté masticando y disfrútelo.

Aunque la tentación será comer rápidamente para saciar el hambre que había tenido hasta ese momento, evite atragantarse con el plato de comida, porque de esta manera no se alimentará de forma correcta.

Sea paciente

Cada cuerpo es diferente, por lo que los resultados a este régimen de alimentación variarán de una persona a otra. Si en una persona conocida tuvo resultados inmediatos, no espere con tanta ansiedad que suceda lo mismo con usted y sobre todo no pierda la esperanza si no ve los resultados de forma inmediata. Para ayudarle en esto, evite pesarse todos los días ya que esto le llenará de mayor ansiedad, lo que hace que la tentación de dejar la dieta sea aún mayor.

Cuando inicie el plan, dese unas semanas para que su cuerpo comience a generar los resultados que busca. Sobre todo, no se desanime. Hay aplicaciones para su móvil que le ayudan a mantenerse animado enviándole mensajes positivos todos los días que le ayudan a no decaer.

Coma, pero sobre todo nútrase

Los alimentos no sólo le servirán para saciar el hambre, sino sobre todo para nutrirse. Recuerde que una excelente salud dependerá en gran medida de los alimentos que consume. Más adelante en este libro encontrará una serie de recetas nutritivas que le servirán de guía. Intente involucrarse en la alimentación no sólo al momento de comer, sino desde el momento de comprar los alimentos tratando de que sean frescos y lo menos procesados posible.

Otro punto importante es la alimentación balanceada, a fin de cumplir con todos los requisitos diarios de nutrientes. Una forma fácil de hacerlo es destinar la mitad de su plato a las verduras, bien sean crudas o cocinadas. Un cuarto de plato será para servir los hidratos o acompañantes, es decir, la pasta, el arroz, las papas, entre otros. Y el otro cuarto de plato será para que se sirva lo correspondiente a la proteína, es decir, pollo, pescado, carne, pavo, entre otros.

Haga ejercicios

Otro consejo común no sólo para bajar de peso sino para mantener una buena salud, es la de dedicar unos minutos al día al ejercicio. Al igual que el agua, es algo que deberíamos incorporar todos a nuestra práctica cotidiana sin tener necesariamente que programar a hacerlo durante un momento específico del día. Es decir, el ejercicio diario lo podemos incorporar a nuestra cotidianidad casi sin darnos cuenta de que estamos haciendo ejercicio.

Por ejemplo, estacionar el auto lo más lejos de la entrada del trabajo o subir las escaleras en lugar de tomar el ascensor, es algo que podemos incorporar para nuestro propio beneficio. Asimismo, si tiene la opción de salir a comprar en físico en lugar de hacerlo en línea, pasará menos tiempo sentado frente a la pantalla de su móvil o computadora de forma sedentaria.

Igualmente, si tiene niños pequeños que ciertamente se quedan hipnotizados cuando están jugando videojuegos, anímelos a salir a montar bicicleta u otra actividad en el exterior que le hará moverse un poco más.

Aunque no le resulte muy simpática la idea, limpiar su casa también es un buen ejercicio. Anímese a limpiar esos gabinetes que tiene tiempo que no vacía y dedíquele unas horas a la semana a la limpieza profunda de su casa.

CAPÍTULO 7:

El ayuno intermitente ¿Cómo practicarlo?

Ahora que está determinado a empezar con el método de ayuno intermitente, la primera pregunta que seguramente viene a su cabeza es

¿Cómo lo hago? Alégrese, pues en verdad, es un método sumamente sencillo y fácil de seguir. Simplemente debe conocer ciertas claves sobre el ayuno intermitente para que lo lleve a cabo de forma apropiada y no malgaste recursos y energía reduciendo su ingesta de alimentos de manera poco efectiva y sin obtener los resultados que espera. Es de suma importancia que preste mucha atención a los párrafos siguientes, ya que ellos contienen todo lo que necesita saber para iniciar este nuevo modo de alimentación que le permitirá alcanzar la meta que se ha trazado: El peso apropiado para usted.

Para iniciar, debe comenzar programando su cerebro. Ante todo reto, y en especial si es alimentario, hay que estar preparado: Debe predisponerse positivamente para realizarlo con éxito. Encontrará más detalles sobre este particular, tres capítulos más adelante.

Debe tener bien claras todas las variables que pueden tener impacto mientras se encuentra en proceso de ayunar en forma intermitente

¿Cuál es la manera correcta de ayunar?

El ayuno intermitente no es algo nuevo. Son muchas las culturas que vienen realizando esta práctica desde hace mucho tiempo para depurar el cuerpo y la mente. Cuando ayuna, demuestra disciplina y compromiso en la higiene de su metabolismo y de sus vías digestivas, ya que con este método arrasa con las toxinas y grasas indeseadas que se ha venido acumulando en su organismo, bien sea por descuido permanente en sus hábitos alimentarios o por excesos puntuales en fiestas y celebraciones, momentos en los cuales come y bebe sin cuidado, ni medida, cualquier cosa que se atraviese por delante.

Miles de estudios científicos confirman la premisa de que a menor ingesta calórica en la alimentación, más salud y longevidad puede disfrutar una persona. La ingesta diaria de azúcares procesados y alimentos industrializados de un ser humano corriente son realmente alarmantes y son causantes directos de múltiples complicaciones que colapsan el organismo, afectando la calidad de vida y además, disminuyendo la cantidad de años por vivir.

La forma adecuada de realizar el ayuno intermitente es sabiendo propiamente de qué se trata.

¿Qué pasa en su cuerpo cuando ayuna de forma intermitente? Al ayunar día de por medio, está proporcionando a sus órganos internos del cuerpo algo así como una deliciosa temporada en un Spa de lujo, donde todo es relajación y desconexión con el ajetreo enloquecedor del día a día. En este Spa del organismo interno, su cuerpo entra en una burbuja limpia y perfecta que lo protege de todo elemento tóxico cuya ingesta le produce estrés: Edulcorantes artificiales, colorantes de laboratorio, alimentos transgénicos, y toda comida que haya sido intervenida industrialmente. ¿Suena bien, verdad? Eso es lo que va a pasar dentro de usted cuando inicie el ayuno intermitente, una magnifica limpieza para el metabolismo que propicia una rápida pérdida de peso y una enorme ganancia en salud y bienestar.

Es importante que comprenda que hay una gran diferencia entre ayunar y ayunar de forma intermitente. El ayuno total, no es beneficioso ya que se le está privando al cuerpo de la materia prima para realizar sus funciones básicas, lo que puede traer consecuencias graves. Entretanto, el ayuno intermitente permite al organismo apertrecharse de los insumos necesarios para su normal actividad, sólo que con un ritmo intercalado de pausa y actividad, es decir, la alimentación se realiza siguiendo un ritmo de ingesta-ayuno, ingesta-ayuno.

¿Quiénes deben ser cuidadosos?

Frente a todo cambio alimenticio debe tomar ciertas consideraciones, en especial, si es consciente de tener alguna condición previa que pueda provocarle alguna complicación. Las bondades del ayuno intermitente son indudables, sin embargo, para practicarlo y obtener buenos resultados, la persona debe cumplir con un perfil mínimo a nivel físico. Es decir, para una persona que aún no haya completado su desarrollo (Bebés, niños, adolescentes) no es recomendable iniciar en esta práctica. De igual manera, personas de la tercera edad o con alguna enfermedad crónica, deben consultar con un profesional médico de su confianza antes de iniciar en la práctica del ayuno intermitente. Debe hacer una evaluación honesta de su condición a fin de que esté completamente seguro de no encontrarse en ninguno de los grupos vulnerables antes de iniciar el método de ayuno intermitente. Aunque ya le he venido indicando que hay que ser prudente con respecto a los requerimientos mínimos que se necesitan para realizar ayuno intermitente, voy a realizar una explicación más detallada y precisa sobre este aspecto.

¿Cómo se encuentra su índice de masa corporal?

Si está dentro de los parámetros normales (Ni por debajo, ni por encima de su peso) entonces con seguridad debe tener un Índice de Masa Corporal (IMC) adecuado. Pero si por el contrario, tiene obesidad o está bajo de peso, entonces su IMC no es óptimo, de ser así, debe estar sumamente alerta si tiene previsto iniciarse en la práctica del ayuno intermitente. De igual manera, si su propósito al hacer ayuno intermitente es controlar algún padecimiento de salud, como por ejemplo diabetes, puede realizarlo pero con un nivel de exigencia inferior, más suavemente. Las modalidades conocidas como 16/8 y 12/12, son dos de las 72 maneras leves que existen para realizar ayuno intermitente.

¿Está embarazada? ¿Aún amamanta a su bebé?

Entonces deberás esperar que nazca su bebé o que ya su niño /niña deje de lactar para poder iniciarse en la práctica de ayuno intermitente. Bajo ninguna circunstancia puede reducir su alimentación cuando su cuerpo está gestando un nuevo ser o cuando su organismo produce alimento para un recién nacido. Estas son las dos etapas en las que alimentarse de modo permanente, completo, nutritivo y variado es fundamental, ya que no sólo debe cubrir los requerimientos de su organismo, sino también los de su bebé.

Reitero, si está amamantando o si estás embarazada, no debe practicar ningún tipo de ayuno, ni tampoco ningún régimen que implique dejar de ingerir alimentos, esto podría acarrear consecuencias indeseables para usted y para su criatura y nadie quiere que eso suceda.

¿Presenta problemas en los riñones?

¿Algo anda mal en el hígado?

Los riñones son órganos que cumplen una importante labor de filtrado de la sangre en el organismo. De igual forma, el hígado es considerado como el laboratorio del cuerpo. Si ha recibido un diagnóstico en el que se confirme alguna irregularidad en el funcionamiento de cualquiera de estos dos órganos, entonces le recomiendo comunicarse con su especialista tratante antes de iniciar con el ayuno intermitente. Los padecimientos hepáticos o renales, no deben tomarse a la ligera, ya que un descuido puede conducir a un desagradable episodio de emergencia. Por su seguridad, debe comprender que quien debe tener la última palabra con respecto a si puedes realizar ayuno intermitente siendo paciente renal o hepático es su doctor de confianza, no usted.

Y no sólo la advertencia aplica para debilidades en hígado y riñón, cualquier persona que presente alguna enfermedad crónica preexistente, debe realizar consulta previa con su médico tratante si desea realizar un régimen de alimentación como el ayuno intermitente, esto con el fin de descartar alguna posible complicación futura como consecuencia de este cambio brusco en los hábitos alimentarios. En estos casos, si el médico no pone objeción para la práctica del ayuno intermitente, es recomendable monitoreo constante y el respectivo acompañamiento del doctor para mayor seguridad en la preservación y resguardo de tu salud.

Dígame de qué forma come y le diré cómo reaccionará su cerebro

Saber cómo mantener el control sobre su ansiedad mientras está en pleno ayuno intermitente requiere mucha disciplina. Apenas introduce cambios en su rutina de alimentación y el cuerpo se vuelve un caballo desbocado que quiere regresar a sus antiguos hábitos. Todo lo que no debe probar le provoca desesperadamente, lo prohibido deja de ser un deseo y se convierte en una verdadera obsesión. Apenas un momento de debilidad es suficiente para que arrase con todo lo que hay a su paso y devore lo que se te atraviese por el camino. Esto se llama "Comer compulsivamente". Realmente el organismo requiere de una porción moderada de alimento para mantener sus funciones operativas de forma óptima, entonces ¿Por qué ocurren esos episodios de compulsión por la comida, en especial cuando se está en medio de un ayuno?

Su cuerpo no sólo es inteligente, es astuto. Además, viene con una programación interna que le ordena mantenerte vivo a toda costa.

No importa lo que haga, el objetivo principal es sobrevivir. Quizá a su cerebro racional, esto le parezca una exageración, pero créame, no lo es. Cuando toma la decisión racional de empezar un régimen de ayuno intermitente, su cerebro sabe que es por su bien, que hacerlo va a mejorar su salud, que le va a permitir bajar de peso y tener mayor bienestar. Sin embargo, la bioquímica de su organismo manda señales de alarma a su cerebro no racional y le dice "¡Alerta, alerta! se acaban los suministros. ¡Peligro! ¡Peligro!". El cerebro interpreta las sustancias químicas del hambre como una amenaza a la instrucción principal con la que viene programado, mantener la vida. La tarea del cerebro es empujarle bajo cualquier pretexto a que vaya y coma de inmediato. Pero como al hacer ayuno pasa muchas horas sin ingerir alimentos y entonces en el cerebro pasa algo particular: Se pone en modo "Sobreviviente". Un cerebro en modo "Sobreviviente" es un verdadero salvaje. Una bestia que va con las fauces abiertas lista para devorar. El cerebro "Sobreviviente" interpreta que está en una situación extrema, como en una guerra o algo similar. Para el cerebro "Sobreviviente" no hay certezas de que llegará más alimento luego, por esta razón la instrucción es arrasar con lo que pueda comer, no hay razones que valgan, la vida está en juego. De este modo piensa el cerebro cuando está en modo "Supervivencia", y es por eso que viene la compulsión desaforada por acabar con todo lo que hay en la nevera cuando se hace ayuno.

Ventaja del ayuno intermitente: Su flexibilidad

Una de las ventajas del ayuno intermitente es que le permite bajar de peso sin tener que renunciar a esos "Antojos" que tanto le gustan. Ayuna durante un día y al día siguiente puede comer lo que le guste sin necesidad de hacer ninguna dieta restrictiva. Sin embargo, no por eso puede comer descontroladamente el día permitido. Comer desaforadamente el día correspondiente puede generarle una indigestión o algún trastorno gástrico. Otro inconveniente que puede acarrearle comer descontroladamente es un desbalance en el ritmo pérdida-ganancia de grasa, por lo que se haría más cuesta arriba el proceso de perder peso. Por todo esto, la palabra clave es: "Moderación".

Debe programar sus comidas el día que le toque ingesta normal. Estas comidas pueden incluir algún antojo alto en calorías, pero de ningún modo debe contener exclusivamente alimentos híper-calóricos en su totalidad. El menú del día debe incluir alimentos variados y saludables, no sólo frituras, ni golosinas, esto echaría por la borda todo el sacrificio y abstención que soportó durante su día de ayuno. Valore su esfuerzo, aplique el autocontrol y la planificación y alcance su objetivo.

Cero rutina: Use su creatividad al elaborar sus recetas y planear sus comidas

Se aburre el que quiere. Como persona creativa que seguramente es, siempre encontrará el modo de escapar de lo repetitivo. Incluya la creatividad en su vida y aplíquela también en su alimentación. Esta habilidad será de mucha utilidad para mantenerse firme y constante al realizar el ayuno intermitente, ya que durante el día permitido tendrá la certeza de que comerá rico y diferente, lo que convertirá el día de comida en un verdadero día de fiesta para celebrar su progreso. Pero la creatividad va de la mano junto a otra habilidad que deberá desarrollar: "La Planificación". Haga un plan en el que realice un menú para cada día que toque comida, de manera que pueda adquirir con tiempo todos los ingredientes que necesita para realizar cada receta y no tenga que salirse de lo planeado. De igual manera, puede hacer un plan en el que las deliciosas recompensas híper-calóricas para ese día, vayan en porciones y horarios que no afecten su deseo de bajar de peso, es decir, antes de las 02:00pm. Con creatividad y planificación podrá tomar las riendas de su ayuno intermitente, asumiéndolo con responsabilidad y sin excusas.

Herramienta para el éxito del ayuno intermitente: El horario

Como ya habíamos adelantado, una de las cosas importantes para llevar a buen término su ayuno intermitente es la planificación. Se planifican las comidas, pero también se planifica el tiempo y las actividades. La organización del tiempo es fundamental y la mejor manera de hacerlo es a través de un horario. Quizá pensará que los horarios son cosa de escuela, pero déjeme decirle que fijar actividades de manera ordenada en una plantilla de tiempo, puede ser muy beneficioso para usted al realizar ayuno intermitente. El ayuno intermitente deber realizarlo con preferencia, en días en los que su actividad física no sea muy demandante de energía. Por tal motivo es bueno que tenga bien establecidos los días en los que requiere más consumo de energía y los días enlos que estará más relajado y que no sea obligatorio salir de casa. Estos últimos son precisamente los mejores días para ayunar.

Si su rutina es altamente activa: Gestiones en calle,entrenamiento deportivo, llevar a los niños a su escuela y actividades, hacer trabajos que requieran esfuerzo físico, tenga presente que hacer ayuno disminuirá su reserva energética y puede que se sienta soñoliento, desconcentrado y hasta malhumorado, especialmente en los primerosdías.

Debe tener esto en cuenta y decidir si en efecto puede lidiar con estos vaivenes en paralelo con sus responsabilidades, porque en algunos casos, estar bajo de energía puede representar un riesgo para usted y los suyos, en especial, si le toca hacer actividades que requieran máxima atención como la manipulación de máquinas o conducción de vehículos. Lo recomendable es que los períodos de ayuno coincidan con actividades, si se quiere más sedentarias, tales como hacer trabajos en casa o permanecer en la oficina. Es preferible que establezca recordatorios diferenciados en su celular que marquen el inicio y el fin de sus períodos de ayuno, de esta manera cumplirá a cabalidad con los horarios que se ha proyectado sin riesgo de saltarse alguno y descontrolar toda la tabla que ya ha realizado. Y esto a su vez afecte los resultados que se haya propuesto.

No se vale hacer trampa. Si es indisciplinado e incumple con los tiempos que se ha trazado para hacer sus ayunos intermitentes, el daño será para usted, y no sólo será físico, también será emocional. Si usted mismo se sabotea lo que se ha proyectado hacer, su peso se mantendrá igual y su autoimagen saldrá desfavorecida por fallarse una vez más. Así como se esmera por cumplir con los demás para no quedar mal, esmérese en no decepcionarse a usted mismo para que suba puntaje y se demuestre que ahora sí ha alcanzado la madurez y responsabilidad de un adulto.

Orden y control en los períodos de comida, son esenciales. Sea previsivo, de manera que pueda comer a las horas precisas y absténgase de hacerlo cuando no sea el momento.

El tamaño sí importa: Raciones pequeñas funcionan mejor

Otra de las estrategias que puede incorporar para el éxito de su ayuno intermitente es preparar de antemano las raciones y porciones de alimentos específicas para cada día y hora de la semana. Este método le permitirá disfrutar mejor el tiempo de sus comidas, sin sobresaltos ni rabietas. Haciendo esto podrá notar si hace falta comprar algo y organizar su despensa en función de su plan semanal de alimentación.

Y las raciones que prepare para la semana deben tener el tamaño justo y necesario para cubrir sus requerimientos del momento, ni más, ni menos. Existen cucharas, tazas de medir, mini-balanzas, utilícelas. Mida y pese las porciones, consulte el valor energético (Calorías) de cada alimento según su porción. Esto no sólo garantiza que no ingerirá por debajo o por encima de lo que verdaderamente requiere, le permitirá tolerar el período de ayuno intermitente con más fortaleza. Además, controlará con más precisión su variación de peso y sus compras rendirán mucho más y estarán óptimamente administradas, lo cual beneficiará su presupuesto. Tenga presente que para efecto visual y psicológico, varias porciones pequeñas satisfacen mucho más que pocas porciones grandes.

De nuevo: Agua, divino tesoro

Su cuerpo tiene en su constitución un alto porcentaje de agua. Eso le da pistas de cuán importante resulta este líquido para su salud. El agua no sólo le va a permitir estar debidamente hidratado y mantener la temperatura óptima en su organismo, sino que es un elemento de apoyo indispensable en el ayuno intermitente.

¿Cómo puede el agua servirme de apoyo? Se preguntará, y yo le respondo que consumir de forma constante una cantidad de agua, durante su período de ayuno le va a permitir "Engañar" el estómago con una falsa sensación de llenura que hará menos penoso el período en el que deba dejar de ingerir alimentos.

Recuerde que cuando deja de comer, el cerebro se desespera y le hace actuar compulsivamente. El agua le permitirá bajar los niveles de ansiedad, esa que se apodera de usted cuando su cerebro le envía mil quinientas señales de "¿Qué vamos a comer?". Es en este momento cuando usted tomará serenamente un vaso y con toda la parsimonia de este mundo le dará a su cerebro una respuesta pura y simple: Agua.

Otro dato que hará del agua su mejor aliada durante el ayuno intermitente, es que, como seguramente ya sabe, la grasa se elimina a través de la orina, y mientras mayor sea la frecuencia de sus micciones (Las veces que va al baño a orinar) mayor será la cantidad de grasa y tóxicos que expulsará de su cuerpo, cosa que le viene como anillo al dedo ¿No es cierto?

CAPÍTULO 8:

Elabore el menú para su ayuno intermitente

Quizás estará pensando "¿Cómo un ayuno puede tener menú?" Le respondo. Desde luego que tiene menú, pues en el ayuno intermitente, no es un ayuno absoluto y total. Deja de comer un lapso de tiempo, luego vuelve a comer, deja de comer y luego retoma la comida, y así alternativamente. Al momento en que le corresponda ingerir sus alimentos, debe evitar hacerlo de forma improvisada y "A lo loco". No se trata de ir contando los minutos y apenas suene la alarma de comer sale volando al refrigerador y se come todo lo que consigue dentro hasta reventar.

En este capítulo encontrará una guía que le he preparado para que pueda comer variado, sano y sabroso durante su ayuno intermitente. Con recetas personales y otras que tomé prestadas por lo ricas y nutritivas que me parecieron, le ahorro el tiempo de andar por allí investigando y buscando qué y cómo hacer sus comidas mientras esté realizando su ayuno intermitente. Esto no significa que deba ceñirse exclusivamente a las propuestas que le ofrezco.

Usted mismo puede hacer sus adaptaciones para mejorar o personalizar las propuestas que le hago e incorporar nuevas preparaciones. Lo importante es que sean saludables y aporten las vitaminas, minerales y elementos esenciales que cubran sus requerimientos energéticos y vitamínicos, con un bajo nivel calórico para que pueda alcanzar el peso que desea.

Fibra y proteína: Dos poderosos que vencen el hambre

Antes de empezar, suponemos que ya sabe de qué hablamos cuando nos referimos a fibras y proteínas. Si no lo sabe, no se preocupes, vamos a refrescar. La fibra es un componente que se encuentra en los alimentos no procesados (Frutas, legumbres, semillas integrales) y que puede ser soluble o no. En ambos casos son beneficiosas para su salud y perfectas para regímenes especiales como el ayuno intermitente.

La fibras solubles tienen la propiedad de que al llegar a su estómago y ponerse en contacto con el agua, forman una especie de gelatina o mucílago que ralentiza la digestión (La vuelve más lenta), esto hace que se sienta lleno por mayor cantidad de tiempo, algo maravilloso para quienes como usted desean hacer ayuno intermitente. Las fibras no solubles son parte del alimento que no se digieren, por tal razón salen igual que como entraron.

Estos alimentos tienen magníficas propiedades porque hacen volumen en el estómago y se siente lleno, sin embargo, no aportan nada de calorías a su organismo pero sí limpian su intestino al salir. En resumen, la fibra le da sensación de saciedad y barre los residuos tóxicos de su intestino sin aumentar su peso. Las tres cosas son fenomenales.

Entre tanto, las proteínas, son aminoácidos esenciales que se encuentran en la carne, lácteos y sus derivados y en algunos vegetales. Constituyen la materia prima para la reconstrucción de sus tejidos, fortalecen sus defensas, y forman diferentes líquidos que su cuerpo necesita para su funcionamiento como lo son enzimas, hormonas y jugos gástricos. También proporcionan una sensación de llenura que puede durar horas, pues el cuerpo demora bastante tiempo en procesarlas.

Como comprenderá, en el menú para el ayuno intermitente no pueden faltar alimentos que contengan fibra y proteína en abundancia, ya que su presencia en el plato forma parte de los elementos que le ayudarán a sobrellevar esta nueva manera de alimentarse siguiendo la modalidad del ayuno intermitente.

No todas grasas son dañinas

Una de las grasas más nutritivas y beneficiosas para su organismo, en especial si realiza métodos de alimentación como el ayuno intermitente, son las que contienen los llamados "Frutos Secos".

Los frutos secos son semillas, y la semilla es una pequeña bomba de nutrientes, una diminuta despensa con todos los insumos vitamínicos que la nueva plantita necesitará para iniciar e impulsar su germinación. Las vitaminas y nutrientes se conservan en medios grasosos, es por eso que los frutos secos son aceitosos, pero como le dije al inicio, es una grasa totalmente beneficiosa para su organismo y además tiene un exquisito sabor. Puede aprovechar las bondades que la madre naturaleza almacena en las semillas pero cuidado de no sobrepasarse, ya que las grasas, aunque sean nutritivas, consumidas en exceso producen un aumento de peso y eso es precisamente lo que no quiere que suceda. Se pueden consumir en su estado natural, saladas, en mantequilla, pero le repito, cuidando que las porciones sean pequeñas.

Comidas líquidas y barras nutritivas son un magnífico apoyo

Aunque no lo crea, una sopa sustanciosa, un sabroso consomé desgrasado o una rica crema, resultan espectaculares alternativas cuando toca el período de comer y el hambre ataca vorazmente. Si desea saciar su apetito de forma rápida y ligera, lo mejor es un fragante y cálido caldo. Para el ayuno intermitente, siempre es bueno tener en el refrigerador una olla de sopa o crema, listos para calentar y comer.

Por tener alto contenido de líquido y bajo porcentaje calórico, son el alimento ideal para cuando corresponda el fin del período ayuno y permiten reponer energías para volver de nuevo al siguiente período de abstinencia alimentaria. Consumir sopas y cremas es el mejor sustituto para alimentos procesados o saturados de azúcar, que por lo general es lo que pide el cuerpo al finalizar la fracción de ayuno.

Rico complemento: Barritas nutritivas y merengadas proteicas

Las barritas nutritivas son granola en barra, que es un delicioso energizante muy práctico de llevar y comer cuando está fuera de casa. Suelen dejar una agradable sensación de llenura y un deleite en el paladar por ser un alimento dulce y sabroso. Aunque hay muchas marcas comerciales en el mercado, es preferible hacerlas en el hogar con receta casera. No es nada complicado y sumamente delicioso. Le explicaré por qué. La receta original de la granola en barra incluye semillas altamente nutritivas, fibra, frutos secos y endulzantes naturales. Una barrita nutritiva casera lleva maní, merey, pistacho, almendras, ajonjolí (Sésamo), uvas pasas, coco rallado, avena en hojuelas, y se endulza con miel, azúcar morena o con melado de papelón (Piloncillo), toda una delicia de gran calidad nutricional.

Sin embargo, las marcas comerciales, muy publicitadas, ofrecen barritas endulzadas con sacarosa o jarabe de maíz (Demasiado procesado), con un alto porcentaje de arroz inflado, muy poca a vena, y una cantidad mínima de semillas, razón por la cual son altamente calóricas y muy pobres a nivel nutricional, además de costosas. Una inversión poco saludable y no muy inteligente.

Ricas y saludables recetas para el ayuno intermitente

Sopa Cremosa de Calabacín o Zapallo
Ya se lo dije y lo reitero, nada como una exquisita sopa o crema para calentar el corazón, subir el ánimo y recompensar un estómago ayunante. La Sopa Cremosa de Calabacín es fácil de preparar, económica, sabrosa y de poco nivel calórico. Una alternativa ideal para un almuerzo ligero o una cena reconfortante.

Ingredientes:

- 01 litro de agua en la que se ha dejado hervir una cebolla troceada (Caldo de cebolla).
- 01 cebolla mediana finamente picada.
- 02 dientes de ajo pelados y triturados.
- 500 gramos de calabacines o zapallos. Lavarlos muy bien, conservando la piel y retirando los extremos.
- 01 ramita de cilantro fresco.
- 02 cucharadas de mantequilla (Puede sustituirse también por margarina).

- ½ cucharada de aceite vegetal comestible.
- 01 rama de perejil picadito.
- Pimienta al gusto.
- Sal al gusto.

Preparación:

1. Coloque una olla con capacidad de un poco más de un litro y colóquela a calentar en la hornilla. Agregue la media cucharada de aceite vegetal comestible y las dos cucharadas de mantequilla o margarina hasta que estén bien calientes. Añada la cebolla finamente cortada y el ajo triturado. Saltee a fuego bajo hasta que se doren. Vigile bien lo que está cocinando y evitando que se queme. El ajo quemado adquiere un sabor amargo y daña la preparación.
2. A la mezcla de cebolla y ajo salteados, agregue los calabacines previamente lavados y picados en rodajas con su piel. Sofría las rodajas de calabacín por 05 minutos o hasta que estén doraditos. Remueva constantemente para evitar que se quemen.
3. Cuando las rodajas de calabacín estén doraditas, proceda a agregar el caldo de cebolla. Asegúrese de que los calabacines queden cubiertos por el líquido. Añada sal y pimienta según su gusto y deje al fuego por unos 10 minutos hasta que los calabacines estén completamente blandos.

4. Añada ahora el perejil y el cilantro picaditos para aromatizar la preparación.
5. Prepare el vaso de la licuadora para licuar la preparación. Asegúrese de que la base esté muy bien colocada, no vaya a salirse el líquido mientras licúa. Cuele la preparación y reserve aparte el líquido.
6. Coloque los sólidos de la preparación (Cebolla, calabacines y hierbas) en la licuadora. Vaya añadiendo el caldo líquido que reservó de apoco hasta apenas cubrir la parte sólida. Si le añade mucho líquido, la sopa resultará muy aguada, así que sólo añada hasta cubrir los calabacines.
7. Tape el vaso de la licuadora con cuidado y licúe. Apague y verifique la textura, si está muy espesa para su gusto, añada un poco más de caldo y verifique hasta que quede con la consistencia que desea.

Sirva en un plato hondo, colocando por encima un poco de cilantro picadito para decorar, o unos cubitos de queso y listo.

¡Disfrute su exquisita sopa espesa de calabacín!

Caldo de Apio con Zanahoria

Este caldo es fácil, nutritivo, delicioso y ligero. Puede añadirle un trozo de pechuga de pollo si desea más contenido proteico, o puede ponerle algo de arroz cocido, si quiere más consistencia.

Ingredientes:

- 01 kilo de apio (Tubérculo).
- 01 kilo de cebollas blancas.

- 02 zanahorias grandes.
- 01 diente de ajo pelado y triturado.
- 01 ramito de cilantro.
- 02 hojitas de laurel.

Preparación:

Lavar, pelar y picar en cubos medianos los apios, las zanahorias y las cebollas.

Coloque a hervir una olla grande con agua suficiente para cubrir todos los ingredientes. Añada el apio picado, la zanahoria picada y la cebolla picada. Luego agregue los demás ingredientes y coloque la tapa a la olla. Deje cocinando a fuego alto hasta que hierva.

Al empezar el hervir, baje a fuego lento y deje cocinar hasta que se evapore un poco el líquido.

Compruebe que el apio y la zanahoria estén blandos y añada sal a su gusto.

Puede colar si desea tomar sólo el caldo, puede comer las verduras aparte con alguna proteína, o puedes llevar a la licuadora y hacer una rica crema de vegetales.

Crema Verde de Brócoli

El brócoli no sólo es un vegetal con un delicioso sabor, sino que además tiene una carga vitamínica de tal magnitud, que es uno de los alimentos que no debe faltar en sus comidas cuando realiza ayuno intermitente. Además contiene elementos que lo hace un poderoso aliado de su salud ya que tiene propiedades anti-cancerígenas, anti-anémicas, entre otras.

Así que esta sencilla y rápida crema no sólo le sirve de alimento, sino de escudo contra varias enfermedades.

Ingredientes:

- 02 cebollas medianas picadas en cuadritos pequeños.
- 01 brócoli grande picado en trocitos.
- 07 dientes de ajo pelados y triturados.
- 03 cucharadas grandes de queso crema o queso firme.
- 01 cucharada de mantequilla (Puede ser sustituida por margarina).
- 01 ramito de cilantro fresco.
- Sal y pimienta al gusto.

Preparación:

1- En una olla con agua suficiente para cubrir los ingredientes, coloque el brócoli y el ajo. Añada sal y pimienta al gusto. Tape y ponga a hervir a fuego alto.
2- Aparte, sofría en la mantequilla caliente la cebolla picadita hasta que esté traslucida.
3- Compruebe que el brócoli esté blando y retire del fuego. Cuele los sólidos y reserveel caldo.
4- Coloque los sólidos de la preparación (Brócoli y cebolla salteada) en la licuadora, vaya añadiendo el caldo líquido que reservó de apoco hasta apenas cubrir la parte sólida. Si le añade mucho líquido, no quedará cremosa la consistencia, así que

sólo añade hasta cubrir el brócoli.

5- Tape el vaso de la licuadora con cuidado y licúe. Apague y verifique la textura que debe estar cremosa.
6- Lleve la preparación de nuevo a fuego bajo y añada sólo un poco más de caldo si es necesario. Deje cocinar hasta que espese.
7- Sirva en un plato hondo, colocando por encima un poco de queso o trocitos de queso crema y listo. ¡Disfrute su estupenda crema de brócoli!

Crema de Apio con Pollo

Recuerde que las comidas líquidas son un excelente aliado para alcanzar su meta rápidamente mientras se mantiene con los nutrientes necesarios para cuidar su salud.

Ingredientes:

- 01 ½ kilo de pollo.
- 01 limón (Partido en dos mitades).
- 12 tazas de agua.
- 01 cebolla (Partida en dos mitades).
- 01 ajo porro.
- 04 dientes de ajo (Machacados).
- ½ kilo de apio cortado en trozos.
- 03 ¼ cucharaditas de sal.
- ¼ cucharadita de pimienta blanca molida.
- 02 ramitas de cilantro.
- 01 ramita de hierbabuena.

Preparación:

1- Lave bien el pollo usando agua y uno de los trozos de limón.
2- Ponga en una olla el agua, el pollo, el ajo porro, el ajo y la cebolla hasta que el agua hierva. Luego, durante 45 minutos y con la olla tapada, espere que todo se cocine a fuego alto.
3- Se incorpora a la preparación el apio pelado y cortado durante 20 minutos.
4- Se retira el pollo de la olla.
5- Se licúa el apio junto con el agua del caldo de pollo hasta que la consistencia sea lade una crema espesa.
6- El pollo desmenuzado se incorpora a la crema.
7- Se agrega la sal y la pimienta hasta que hierva la crema.
8- Finalmente se le agrega las ramitas de cilantro y de hierbabuena durante 2 minutos.
9- Se retira del fuego.

Crema de Espárragos

Ingredientes:

- 01 kilo de espárragos.
- 03 cucharadas de mantequilla o margarina.
- ½ taza de cebolla picada.
- 03 tazas de consomé de pollo.
- 02 cucharaditas de sal.
- ½ cucharadita de pimienta blanca.

- 04 cucharadas de harina de trigo.
- 03 tazas de leche caliente.
- ¾ taza de crema para batir.

Preparación:

1. Luego de lavar los espárragos, se cortan los extremos.
2. Las puntas cortadas de los espárragos se cubren de agua con sal en una olla y se cocinan durante 05 minutos. Se escurren y se apartan.
3. En una olla colocar las 03 cucharadas de mantequilla, y se sofríe la cebolla por unos 04 minutos. Se agregan los espárragos (No las puntas del paso anterior) y se sofríen por 05 minutos. Se agrega el consomé de pollo, la sal y la pimienta durante unos 12 minutos a fuego bajo.
4. La cocción anterior se licúa y se aparta.
5. Nuevamente se colocan 03 cucharadas de mantequilla en una olla junto a las 04 tazas de harina durante unos 04 minutos. Se le agrega la leche hasta que hierva durante 07 minutos.
6. Se le agrega a esta preparación la crema apartada con anterioridad junto con las puntas de los espárragos del paso 02. Se cocina durante 04 minutos.

Gazpacho Refrescante

Esta es una receta con un exquisito sabor, sumamente refrescante, nutritiva y de muy bajas calorías. Ideal para cuando tiene poco tiempo para cocinar, pues su preparación resulta sumamente fácil y rápida. Es una especie de sopa fría, por lo cual todos sus ingredientes se consumen crudos.

Ingredientes:

- 01 Kilo de tomates medianos, maduros y firmes.
- 01 pimentón mediano verde.
- 01 pepino mediano y fresco.
- ½ cebolla blanca de tamaño mediano.
- 01 diente de ajo pelado y triturado.
- 03 rebanadas de pan fresco (con preferencia integral).
- 03 cucharadas de vinagre blanco.
- 01 cucharada de aceite.
- Sal al gusto.

Preparación:

1- Lavar muy bien, sacar las semillas y picar el tomate, el pimentón y el pepino.
2- Pelar y picar la cebolla y triturar el ajo.
3- Colocar todos los ingredientes en la licuadora o pasar el procesador. Ir agregando las rodajas de pan para ir espesando la preparación y dejar el espesor según el gusto.
4- Colocar sal, pimienta y vinagre al gusto 5- Sirva y disfrute.

Ensalada de Legumbres con Lentejas

¿Pensaba que los granos y las legumbres no podían combinarse? Pues ya verá que sí y el resultado es tan sabroso como saciante, ideal para quienes emprenden el ayuno intermitente.

Ingredientes:

- 500 grs de lentejas cocidas (No excesivamente blandas).
- 01 tomate grande, maduro y firme.
- 01 cebolla morada mediana y pelada.
- 01 pepino fresco.
- 01 cucharadita de vinagre balsámico.
- 01 cucharadita de aceite.
- Pimienta al gusto.
- Sal al gusto.
- Orégano al gusto.

Preparación:

1- Picar el tomate, la cebolla y el pepino en trozos con el tamaño según su gusto.
2- Mezclar con delicadeza los ingredientes en un tazón grande
3- Añadir sal, pimienta y orégano al gusto
4- Algunas personas gustan de añadirle a esta ensalada otros aderezos como mayonesa y un toque de azúcar.
5- Servir y disfrutar de su nutritiva ensalada de legumbres con lentejas.

Ensalada de Legumbres con Manzana

- 02 manzanas picadas en trozos pequeños.
- 01 ½ de celery (Sólo la parte blanca).
- 01 lata de petit pois.
- 300 gramos de espárragos en trozos.
- 02 cucharadas de perejil.
- 01 cuchara de encurtidos en mostaza.
- 1/3 taza de alcaparra.
- Sal al gusto.
- ¼ de cucharadita de pimienta blanca.
- 02 cucharaditas de azúcar.
- 04 cucharadas de aceite.
- 02 cucharadas de vinagre.
- 02 cucharadas de agua.

Preparación:

1- En un bol se une la manzana, el celery, los petit pois y los espárragos.
2- Se muelen el perejil, las alcaparras y los encurtidos hasta formar una pasta. Agregar el azúcar, el aceite, el vinagre y el agua.
3- Se vierte la preparación anterior al bol.
4- Se deja en la nevera al menos dos horas antes de consumir. Revolver todo al servir.

Pollo Horneado con Papas

Para quienes adoran el sabor del pollo, esta es una de las recetas más sabrosas y satisfactorias para recuperar fuerzas cuando se está en ayuno intermitente. Muy completa y reparadora ya que tiene alto contenido de proteína, carbohidratos y se puede complementar con otros vegetales cocidos de su gusto.

Ingredientes:

- 03 muslos de pollo grandes.
- 02 papas de tamaño mediano.
- 01 cebolla mediana picada en rodajas.
- ½ pimentón rojo o verde según su preferencia.
- 01 cucharadita de ajo pulverizado.
- Sal al gusto.
- Pimienta al gusto.
- 1 taza de arroz cocinado como contorno.

Preparación:

1- Encienda el horno y colóquelo a 220 grados °C.

2- Lave muy bien los muslos de pollo, elimine la grasa sobrante pero conserve la piel.

3- Rebane el pimentón y la cebolla al estilo juliana (En rodajas finas).

4- Lave, pele y rebane en rodajas las papas.

5- Prepare una bandeja mediana y con una servilleta unte sus paredes con aceite: Aún mejor, si dispone de un spray, rocíe una fina película de aceite para evitar que los alimentos se adhieran a la bandeja durante la cocción.

6- Coloque las papas en rodajas y los pimentones a manera de lecho en el fondo de la bandeja y rocíeles algo de sal y pimienta.

7- Punce con un tenedor los muslos de polloy proceda a embadurnarlos con una mezcla de especias (Ajo en polvo, sal, pimienta, orégano u otro) de su gusto.

8- Coloque los muslos bien aliñados en la bandeja y proceda a cocinar en el horno por espacio por media hora. Asegúrese de dar vuelta a los muslos a la mitad de la cocción para que quede bien cocido porambos lados.

9- Verifique con un tenedor que entre la carne pegada al hueso no haya quedado cruda.

10- Sirva junto con los vegetales y el arroz y disfrute de su delicioso pollo horneado con papas.

Pescado y Papas

Puede realizar esta preparación con cualquiera de las variedades de pescado blanco que existe, la única condición es que sea lo suficientemente firme como para ser cortado en ruedas. En esta receta en particular, se empleará filetes de Merluza, por ser un pescado de buen precio, sabroso y fácil de conseguir en cualquier supermercado.

Ingredientes:

- 02 papas de buen tamaño (Grandes).
- 02 filetes grandes de merluza.
- 01 cebolla grande rebanada en corte juliana (Rodajas finas).
- 01 pimentón mediano, rojo o verde según t

preferencia.
- 01 cucharada de aceite vegetal comestible.
- Sal al gusto.
- Pimienta al gusto.

Preparación:

1- Corte las papas en rodajas muy delgadas para que al cocinarse queden crujientes como chips.
2- Prepare una bandeja mediana y engrase su fondo y sus paredes con una película de aceite y proceda a colocar en el fondo las rodajas de papa hasta cubrir el fondo de la bandeja. Rocíe las papas con sal de forma que queden bien gustosas (Recuerde que la papa suele absorber la sal y luego pierde el gusto).
3- Sobre la cama de papas coloque los filetes de merluza y arrópelos con las finas rodajas de cebolla. Rocíe totalmente con sal y pimienta.
4- Meta la bandeja en el horno y coloque fuego moderado, dejando los filetes de merluza por 20 - 25 minutos para que se cocinen bien .Procure voltearlos a la mitad del tiempo para que se doren bien por ambos lados.
5- Sirva y disfrute. Tenga cuidado de no lastimarse con alguna espina.

Sardinas Horneadas al Perejil

La sardina es uno de los pescados de más intenso sabor y de más bajo precio. Una alternativa proteica muy inteligente y además deliciosa. No todo el mundo sabe cómo prepararlas bien, así que le traje esta receta para que se de un banquete elaborado por usted con la calidad de todo un verdadero chef.

Ingredientes:

- 500 gramos de sardinas limpia yfileteadas.
- 01 cebolla blanca grande cortada en finas rodajas.
- 02 dientes de ajo pelados y triturados.
- 01 cucharada sopera de aceite de oliva extra virgen.
- ½ taza de agua.
- Un ramo mediano de perejil picado bien pequeñito.
- Sal al gusto.
- Pimienta al gusto.

Preparación:

1- Limpie bien las sardinas. Cuando vienen fileteadas, ya les retiran buena parte del esqueleto pero siempre es bueno revisarlas con detalle para eliminar cualquier espina que pudiese quedar y evitar molestias mientras come. Retire también la cola y la cabeza si acaso han dejado alguna.
2- Haga una marinada (Aderezo) mezclando

media taza de agua, el perejil bien picadito, la pimienta, el ajo triturado y la cebolla. Sumerja los filetes de sardina y marine (Mantenga en remojo dentro del aderezo) durante 20 minutos.

3- En una bandeja previamente aceitada, coloque a los filetes marinados con la piel hacia la parte de abajo y añada la marinada.
4- Prepare el horno poniéndolo a 150 °C y cuando ya alcance temperatura, introduzca la bandeja y a hornear.
5- Cuando hayan transcurrido 15 minutos, abra el horno, voltee los filetes y cocine por 15 minutos más.
6- Saque del horno, sirva con ricos contornos de vegetales al vapor y puré de papas. ¡Disfrute tus Sardinas horneadas al Perejil!

Nuggets de Lentejas

Los vegetarianos tienen deliciosas recetas para sustituir la carne animal por leguminosas y granos con recetas de un sabor exquisito que nada tiene que envidiar a los cárnicos Esta es una de esas magníficas recetas perfectas para usted si desea a iniciar en el ayuno intermitente, ya que no sólo cuenta con un rico sabor, sino que además es altamente nutritiva y de bajo costo.

Ingredientes:

- 500 gramos de lentejas.

- 01 cebolla blanca y mediana finamente picada.
- 02 ajíes dulces finamente picados (Si le gusta el picante, puede colocarle ají picante).
- ½ taza de harina de trigo todo uso (No leudante).
- 05 diente de ajos pelado y triturado.
- 01 taza de aceite vegetal comestible.
- Sal al gusto.
- Pimienta al gusto.

Preparación:

1- En un envase grande coloque las lentejas en remojo con suficiente agua (Que duplique su altura) ya que estos granos tienen gran capacidad de absorción. El remojo debe ser durante unas 08 horas, por lo que es preferible dejarlas sumergidas desde la noche anterior.
2- Una vez transcurrido el tiempo de remojo, proceda a colar las lentejas y reserve elagua. Recuerde que las lentejas están crudas y ablandadas por efecto del remojo. Esta preparación no se hace con lentejas cocidas.
3- Coloque la mitad de las lentejas en la licuadora o en el procesador y añada un poquito de agua. La idea es que quede una pasta maleable, no un batido. Así que vaya agregando el líquido de a poquito hasta conseguir una textura de masa. Luego procesa la otra mitad e integre ambas pastas

y amáselas bien. Si desea que quede más gustosa su masa, en lugar de agua puede colocar caldo de carne o pollo, pero siempre en poquita cantidad para que no te quede muy aguada la masa.

4- Añada a la pasta la cebolla blanca finamente picada, los ajíes picaditos, el ajo triturado, sal y pimienta. Verifique el sabor de la masa, debe quedar bien gustosa.

5- Cerciórese de que la masa esté maleable (No aguada), en caso de faltarle consistencia, agregue harina de trigo poco a poco hasta que vaya tomando firmeza pues, debe poderse moldear para hacer la forma de los nuggets o croquetas con facilidad.

6- Vaya formando bolitas del tamaño de un durazno pequeño, (03-04cm de diámetro) aplástelas y dele forma ovalada. Deben quedar de un centímetro de espesor. Puede congelar y guardar, se conservan bien por un par de meses.

7- En un sartén bien caliente y con algo de profundidad, añada suficiente aceite. Al cabo de dos o tres minutos, con el aceite hirviendo, vaya colocando con cuidado varios nuggets de forma que puedan cocinarse bien.

8- Sofría durante 04 minutos por cada lado (O hasta que estén doraditos).

9- Saque los nuggets y colóquelos sobre un plato con papel absorbente.

10- Sirva sus nuggets de lenteja y

acompañe con arroz, vegetales al vapor o ensaladafresca.

11- Puede hacer este mismo procedimientopero con una bola de masa un poco más grande. Dele forma de hamburguesa y puede hacer una deliciosa hamburguesa vegetariana colocándola en pan agregando lechuga, tomate, cebolla, queso y salsas.

Ensalada de Frutas

A la hora de seleccionar el postre del día, es una buena idea mirar hacia las frutas. De esta manera, además de cerrar la comida con algo dulce, estará sumando nutrientes a su cuerpo y pocas calorías.

Ingredientes:

- 03 tazas de lechosa o papaya.
- 02 tazas de piña.
- 02 tazas de melón.
- 02 tazas de naranja.
- 02 tazas de pera.
- 02 tazas de manzana.
- 02 tazas de toronja.
- 02 tazas de mango.
- 02 tazas de cambur.
- 04 tazas de jugo de naranja.
- 01 ½ cucharadita de nuez moscada.

Se pueden sustituir algunas frutas o añadir otras que consiga en el mercado de su país tal como melocotones, uvas, duraznos, entre otras.

Preparación:

1- En un envase grande se incorporan todas las frutas.
2- Se le agrega el jugo y la nuez moscada.
3- Se revuelve todo con un cucharón de madera.
4- Se guarda en la nevera al menos dos horas antes de servir.

<u>Trufas de Avena</u>

Si tiene antojo por las riquísimas trufas de chocolate, decídase por hacer estas trufas de avena que tienen la misma forma pero tienen menos calorías. Además, puede prepararlas con facilidad y conservar en la nevera las que no vaya a consumir.

Ingredientes:

- 02 tazas de avena.
- ½ taza de cacao.
- 01 taza de edulcorante.
- ¼ de taza de agua.

Preparación:

1- Mezcle en un recipiente la avena, el cacao y el edulcorante.
2- Agregue poco a poco el agua hasta tener la consistencia adecuada para hacer las bolitas características de las trufas.
3- Una vez tenga las bolitas, puede pasarlas por coco rallado o maní.

4- Consérvelas en la nevera al menos una hora antes de servirlas.

Opciones de Menú para Plan Alimentario de Ayuno Intermitente 16/8

A continuación le propongo opciones de menú para realizar el ayuno de 16 horas seguido del período de comida de 08 horas. Hay que planificar bien las comidas para que queden ajustadas a su rutina personal. Puede introducir alimentos saludables acorde a sus gustos y ubicación geográfica para personalizar este menú.

Menú 1

Desayuno – Abrir el período de comida a las 08:00 a.m.

- Plato: 02 rebanadas de pan (Preferiblemente integral), con revoltillo de huevo con cebolla (01 unidad de huevo, 1/2 unidad de cebolla).
- Bebida: Un vaso de jugo natural o agua.

Almuerzo - 12:00 pm.

- Plato: 04 nuggets de lentejas con arroz integral cocido.
- Bebida: Un vaso de agua o té de hierbas.

Cena - Cierre del Período de Comida 04:00 p.m.

- Ensalada de legumbres con lenteja. (Añadir lluvia de queso blanco).
- Bebida: Un vaso de agua o leche

descremada.
- Período de ayuno desde las 04:00 pm - 08:00 am (Lapso Total de Tiempo: 16 horas).

Menú 2

Desayuno – Abrir el período de comida a las 08:00a.m.

- Plato: 02 huevos de gallina salcochados (Hervidos) con una papa grande también salcochada (Hervida).
- Bebida: Un vaso de jugo natural o agua.

Almuerzo - 12: 00 pm.

- Plato: 02 rodajas de pescado asado (Merluza) con papas y una taza de arroz integral cocido.
- Bebida: Un vaso de jugo natural, agua o té de hierbas.

Cena - Cierre del Período de Comida 0 4:00 p.m.

- Plato: Sopa cremosa de calabacín o zapallo con una rebanada de pan integral.
- Bebida: un vaso de agua o leche descremada.

Período de Ayuno desde las 0 4:00 pm - 08:00 am(Lapso Total de Tiempo: 16 horas).

Opciones de Menú para Plan alimentario de ayuno intermitente20/4

Esta es otra variedad de ayuno intermitente en la cual el ayuno se realiza durante 20 horas y el período de comida se realiza durante 04 horas máximo. En este menú, sólo se hacen dos comidas por lo que es más fuerte. Las comidas deben ser muy nutritivas para poder tolerar el prolongado ayuno. Hay que planificar bien el menú para que quede ajustado a su rutina personal. Puede introducir alimentos saludables acorde a sus gustos y ubicación geográfica para personalizar este menú.

Menú 1

Primera Comida del Día - 12:00pm. Abra el Período de Comida

- Plato: Sardinas horneadas al perejil, lluvia de queso rallado y una taza de arroz integral.
- Bebida: un vaso de jugo natural.

Segunda Comida del Día – 04:00 pm. Cierre el Período de Comida del Día.

- Plato: Sopa verde de brócoli con una rebanada de pan integral.
- Bebida: Un vaso de agua o té de hierbas.

Período de Ayuno desde las 04:00pm - 12:00pm (Lapso Total de Tiempo: 20 horas).

Menú 2

Primera Comida del Día - 12: 00pm. Abra el Período de Comida

- Plato: Pollo horneado con papas, ensalada de legumbres con lenteja y una taza de arroz integral.
- Bebida: Un vaso de agua o jugo natural.
- Segunda Comida del Día – 4:00 pm. Cierre el Período de Comida del Día.
- Bebida: Un vaso de leche descremada.
- Período de ayuno desde las 04:00 pm - 12:00pm (Lapso Total de Tiempo: 20 horas)

CAPÍTULO 9:

Diseñando Mi Plan de Ayuno Intermitente

Aunque por encima pareciera ser un método de alimentación de renuncias y de privaciones, lo cierto es que es un plan bastante amigable y ajustable. Tiene la posibilidad de realizarcambios a fin de personalizar el menú de comidas, los tiempos de ingesta y los períodos de ayuno. Es decir, puede diseñar el plan de ayuno a su medida para que no interfiera con tus actividades y requerimientos. Si ha leído atentamente hasta este punto, tiene el conocimiento y las herramientas suficientes, recomendaciones, menús y alertas a fin de que esté bien encaminado para realizar los ajustes pertinentes y pueda elaborar su plan perfecto de ayuno intermitente sin ningún problema.

Es las líneas que siguen afinará con más detalles los aspectos que debe hacer y que debe evitar para obtener mejores resultados con el plan que diseñe y en el tiempo que haya programado. Obviamente la decisión final está en sus manos, de su responsabilidad y honestidad con usted mismo. De usted depende que todo este esfuerzo termine exitosamente o no.

Qué agradable es tener y mantener una buena figura ¿No le parece?

Las estrellas del Show Bussines, de la gran pantalla y de la pantalla chica, así lo creen también, por eso muchas de estas figuras han revelado su secreto para mantenerse esbeltas de forma permanente: El ayuno intermitente.

En los regímenes dietéticos comunes, el objetivo es reducir drásticamente el consumo calórico para obligar al cuerpo a utilizar sus propias reservas y así rebajar. Por el contrario, con el ayuno intermitente, la meta es desintoxicar al cuerpo y darle un espacio de tiempo para que pueda ocuparse de liberar las toxinas que ha acumulado durante décadas. Le damos un chance para que se limpie. De igual forma, damos la oportunidad a nuestro sistema para que drene la grasa a través de las micciones (Orina), esto es lo que verdaderamente genera la pérdida de peso.

¿Qué se propone y por qué no lo ha logrado hasta ahora?

Haga un ejercicio de honestidad y escriba cuál es su meta. ¿Quiere liberarse de 10 kilos, 15 kilos o más de 20 kilos? ¡Bien! Ya tiene clara su meta. Ahora examine qué está haciendo que no se ha permitido lograrlo. Es demasiado complaciente con usted mismo, tiene poco autocontrol, baja autoestima tal vez, está deprimido y lo compensa comiendo, le encanta comer pero no es selectivo con lo que come, no pone límites a las cantidades que come, come lo que quiere, cuando quiere y cuanto quiere. Está claro de que haciendo las cosas igual no cambiará nada, ¿Verdad? Por eso es que ha decidido realizar el Plan de Ayuno Intermitente. ¡Muy Bien!

Es muy importante que tome conciencia acerca de cómo está su salud y en qué condiciones físicas se encuentra ante de iniciar. La recomendación es no empezar de inicio con un régimen de ayuno demasiado severo, el ayuno debe ser gradual, paulatino, así su cuerpo se irá acostumbrando poco a poco al cambio. De igual manera, investigue cuáles son los alimentos que se dan en la región donde vive que sean saludables para que los incorpore a su plan alimentario y así pueda comer sano, fresco, sabroso y a buen precio.

Proteína y Fibra, los dos indispensables.

Los alimentos que sean fuentes en proteína como pollo, carne, pescado, lácteos descremados, quesos frescos o granos siempre deben estar presentes en cada una de sus comidas, ya que son los que le aportan los elementos básicos para mantener su organismo vivo y en buen estado. No puede obviarlos ya que pasará muchas horas sin recibir alimento y necesita tener buenas reservas que respalden el funcionamiento de sus órganos vitales y sistemas del cuerpo. Lo mismo aplica con los alimentos ricos en fibra como vegetales, hortalizas o cereales integrales. Estos le proporcionarán la energía indispensable para mantener encendidas sus funciones vitales y realizar sus actividades diarias, tanto físicas como mentales. Ayunar no es matarse de hambre. Tampoco es anorexia legitimada, nada de eso. Si hay que comer, sólo que de forma periódica y consciente de que debe comer para vivir y no al revés.

Pero como hay multiplicidad de organismos, cada uno con sus necesidades, es necesario aclarar que sólo un cambio de alimentación sin acompañamiento de actividad física no será suficiente para bajar de peso. Si desea quitarse kilos de encima, es indispensable aunar este Plan de Ayuno Intermitente a un plan mínimo de caminata diaria o actividad cardiovascular de por lo menos 30 minutos.

La palabra clave es "Progresividad". Hacer todo poco a poco y gradualmente. Primero vaya reduciendo el tamaño y las cantidades de las porciones que come. De este modo irá suprimiendo alimentos que sólo come por ansiedad, no por nutrirse y va depurando sus ingestas. Con disciplina y constancia, su cuerpo irá amoldándose a funcionar bajo el esquema del Plan de Ayuno Intermitente o de ingesta interrumpida. Despacio y con paciencia irá dando un paso a la vez hasta que ya comer por períodos se vuelva un hábito de lo más natural y llevadero para su cuerpo.

Recomendaciones para que Mi Plan de Ayuno Intermitente me ayude a perder kilos

A lo largo de todos los capítulos le he venido dando consejos y orientaciones profundas acerca del modo en que opera el cuerpo para la pérdida de peso con el método de ayuno intermitente, sin embargo, me permitiré refrescar y repasar la información para que la capte nuevamente.

¿Lo quiere rápido o más rápido?

Si lo que desea es de verdad bajar de peso con velocidad, entonces comprenderá que no puede andar lentamente. Debe adoptar directamente el método de ayuno intermitente modo 20/4. Este sistema propone un período de ayuno de 20 horas (Consumiendo bebidassimples, como agua y té de hierbas sin azúcar) y un período abierto para ingerir alimentos de sólo 04oras. Es decir, en el transcurso de las 24 horas sólo se comerá una sola vez, esto reducirá drásticamente el consumo de calorías y es obvio que traerá como consecuencia una pérdida de peso acelerada. Esta variante es como pisar el acelerador de un vehículo, debe usarse por un tiempo específico pero no tomarlo como forma permanente. Una vez perdidos los kilos de más, sepuede retomar el ayuno intermitente pero más suave y pasar gradualmente al modo 16/8 y mantenerse allí.

Opciones para elegir

Existen tipos de dietas que muy bien pueden combinarse y adaptarse al Plan de Ayuno Intermitente. Un nutricionista puede elaborarle una dieta personalizada de acuerdo a sus características antropomórficas particulares y usted puede ajustar ese plan a su plan de ayuno intermitente luego. Es perfectamente válido y viable. De igual forma, en la actualidad hay muchos portales web que ofrecen asesoría nutricional y panes nutricionales emitidos por un grupo de expertos por solicitud de sus usuarios. Podría analizar varias propuestas, cotejar con sus necesidades y gustos, para buscar combinarla con el método del ayuno intermitente. Hay mucha versatilidad en este sistema, lo importante es respetar los tiempos permitidos para comer y los tiempos que son sólo de ayuno.

¿Quiere por fin poder usar ropa de dos tallas menos?

Bajar de peso es una verdadera guerra. Se enfrenta contra el sistema que pone al alcance de su mano mil delicias para que coma cuándo y cuánto quiera. Un verdadero paraíso o infierno según lo mire. Porque todas estas maravillas listas para llevar son sumamente procesadas y por ende dañinas y engordantes. Y por si esto fuera poco, son elaboradas por fábricas que contratan verdaderos especialistas, ingenieros de alimentos que conocen la combinación perfecta que convierte el sabor de cada producto, en una deliciosa y delirante adicción. Aparte de su batalla contra lo que el mercado le ofrece, está la batalla con usted mismo. ¿Es capaz de ponerse límites? ¿Tiene autocontrol? ¿O vive en automático, complaciendo sus apetencias sin ningún tipo de conciencia sobre lo que hace y sobre el impacto que esto tiene en su vida? Controlar su peso es una muestra de madurez, de consciencia y de éxito sobre sus propias apetencias. Es la prueba de que sí tiene fuerza de voluntad, que no es de los que se doblegan con facilidad, que sabe oponer resistencia. Mantener el peso bajo control demuestra que es un rebelde con causa. Se rebela ante lo que la industria alimentaria quiere hacer de usted, convertirse en un obeso mórbido para engordar sus insaciables bolsillos. Si es rebelde, entonces el método del ayuno intermitente es el método perfecto que le permitirá bajar dos tallas y hasta tres en la ropa que usa, pero es también una prueba. Con este método probará qué tan fuerte es y qué tanto carácter tiene. Siguiendo el método descrito como debe ser, puedes llegar a perder de 02 a 03 kilos semanales. ¿Es duro? ¡Si! ¿Vale el esfuerzo?

¡Absolutamente!

Ayunar beneficia su salud

Y si es de los pocos afortunados que no tiene problemas con su peso, le digo que hay razones (Ya no de peso) de salud que hacen de la opción del ayuno intermitente una alternativa inteligente y saludable. La mayoría de las enfermedades se generan por el tipo y la frecuencia de nuestra alimentación. Ya lo dijo el padre de la medicina occidental, el griego Hipócrates: "Que tu comida sea tu medicina". El origen de la enfermedad y la salud se encuentran en lo que elige para alimentarse y en la frecuencia con la que se alimenta. A mayor cantidad de calorías y productos industriales consuma, mayor cantidad de enfermedades y menos calidad y tiempo de vida.

Cada vez son más los estudios que demuestran que muchas enfermedades, afecciones crónicas y degenerativas, se originan del mal comer por exceso o por falta de selectividad. El ayuno intermitente se convierte en una propuesta saludable para no ingerir más de lo que verdaderamente necesita, y para comer con consciencia y razón, sólo aquello que reporte nutrientes de alta calidad para el mejor funcionamiento de sus órganos vitales y la preservación de su salud.

¿Cuál de las variantes de ayuno intermitente me va mejor?

Si lo que desea es mantener la salud, entonces la opción de ayuno básico es la mejor. En este plan habitúa a su organismo a no andar alimentándose de modo caprichoso, sino que mete en cintura sus ansiedades y es usted quien controla su cuerpo, no al revés. Con esta modalidad notará mejoras en su sistema cardiovascular, subirán sus defensas y mantendrá sus masas corporales a raya, sin excesos de ningún tipo. Hay que educar no sólo la mente, sino también el cuerpo. Sus apetitos no deben definir quién es, es usted quien debe definir y canalizar sus apetencias. Entender que así como hay horarios naturales para el sueño y la actividad (Ciclos circadianos), también debe haberlos para la ingesta y ayuno del organismo. Con el método de ayuno intermitente, está educando a su cuerpo para optimizar su desempeño, nunca es tarde para empezar.

Beneficios de la opción 16/8 delayuno intermitente

La opción 16 horas de ayuno y 8 horas de espacio para comer (16/8) es la más apropiada para la mayoría de las personas que deseen iniciar en un método saludable de alimentación. Con este método es mucho el aporte que hace al buen funcionamiento de su organismo y a la prevención de enfermedades eternas y terribles como la diabetes, al alzhéimer y las complicaciones cardiovasculares.

Alimentos versus enfermedades

En general, mientras más naturales sean los alimentos que ingresan a su organismo, menor será el daño. Venimos de la naturaleza y hacia ella vamos. A introducir productos como las azúcares, las grasas industriales, los colorantes y saborizantes de laboratorio en su comida diaria, está agrediendo de forma continua y sistemáticaa su cuerpo sin siquiera notarlo. El simple hecho de que un alimento cuente con un permiso sanitario o una patente de comercialización, no significa que sea un producto inocuo para su salud. Son muchos los casos en todos los países en los que se otorgan permisos y licencias legales a grandes industrias que producen y se enriquecen con alimentos probadamente dañinos. El punto es que en materia de salud, no se puede ser inocente. Hay que investigar, buscar cómo se alimentan las culturas más longevas y saludables, caso de las asiáticas, que por cierto, tienen al ayuno como una de sus costumbres más milenarias por sus grandes beneficios a la salud. Y no se trata de privarse de todos los placeres mundanos. Se trata de no excederse, de ser moderados. Un organismo promedio de adulto necesita entre 2.000 y 3.000 calorías para funcionar. No hace falta más.

CAPÍTULO 10:

Consejos para ayunar de formabeneficiosa

Haber considerado la opción del ayuno como forma de controlar el peso, indica que ya ha realizado varios intentos y probado otras alternativas sin resultados significativos. Ha llegado al camino correcto. No es el más sencillo nirápido, pero si es el que mejores resultados le va a dar, siempre y cuando se comprometa a realizarlo con total responsabilidad y auto respeto.

¡El ayuno sí funciona!

Ya debe estar harto de hacer todas las dietas, dietas que se convirtieron en promesas vacías. El ayuno intermitente no será uno más de los intentos fracasados de bajar de ero. El ayuno sí funciona. Pero la clave de todo es su actitud ante el reto, su responsabilidad para cumplir las pautas y las comidas al momento en que tocan. Con este método no hay prohibiciones de alimentos, sólo debe ser moderado en las porciones y controlar los tiempos de comer, sólo eso.

¿Es momento de empezar?

Sí, porque es cuestión de conciencia y de salud. Es un compromiso con usted mismo y con su calidad de vida.

¿Quiere envejecer lleno de dolores y tratamientos tortuosos? ¡¿No verdad!? Entonces es momento de empezar a controlar la forma en que come. Esta forma de disciplinar la ingesta de alimentos debería ser promovida entre los adultos, ya que se ahorrarían millones de recursos económicos y millones de padecimientos en una población bien educada en materia nutricional. Lamentablemente, los intereses del sistema no apuntan al bienestar colectivo sino al de los pequeños grupos que concentran groseramente el poder de las industrias farmacéuticas, grandes cadenas de supermercados, clínicas privadas y la industria de los alimentos procesados, por nombrar sólo algunos. El ayuno intermitente es una excelente alternativa porque sí le ofrece resultados visibles después de la primera semana de iniciar.

Prepárese mentalmente

Su pensamiento debe ser positivo, orientado a alcanzar su meta. Al emprender este nuevo modo de alimentarse, tendrá una nueva oportunidad de demostrarse a usted mismo de qué está hecho y de lo que puede alcanzar. Dese ánimos, no desista si le parece difícil al inicio, recuerde que sólo es cuestión de hábitos, en cuestión de un mes ya le parecerá más sencillo y más tolerable.

Respétese y sea honesto con usted

Cada quien conoce cuáles son sus debilidades, el asunto es detectarlas aceptarlas y empezar a trabajar en función de mejorar y fortalecer la voluntad. Respete la decisión que ha tomado de ayunar. Respete las reglas del juego y no se mienta a usted mismo. El período de ayuno es importante porque le ordena a su cuerpo usar las reservas que tiene, esto ya es ganar media batalla, su propio cuerpo se encargará de disolver lo que ha acumulado en exceso, pero debe darle la oportunidad de hacerlo. Al inicio del ayuno sentirás incomodidad, debilidad y hasta cambios de humor, no se inquiete, eso pasará y terminará por acostumbrarse a tal punto de que todas esas incomodidades desaparecerán. ¡Todo es cuestión de hábito!

¿Al dormir estoy ayunando?

Afirmativo. Las horas en las que está dormido entran dentro de la cuenta de horas de ayuno. Así que una parte del ayuno no será tan difícil pues ni lo notará. Mientras duerme, también gasta energía, de lo contrario ¿De dónde sacaría fuerzas el corazón, el cerebro los pulmones para continuar funcionando mientras usted está de vacaciones en el mundo de los sueños? De igual manera, si decide tomar una siesta durante el día, puede sumar ese tiempo a su conteo de ayuno. Buenas noticias ¿Verdad?

¿No se puede comer nada durante el ayuno?

No puede consumir nada que tenga calorías. Lo único que no tiene calorías es el agua, en consecuencia, sólo puede tomar agua, infusiones, o té sin azúcar. Si come algo por pequeño que sea, estará echando a perder todo el plan y el esfuerzo que haya hecho se habrá perdido.

¿Debo ejercitar en paralelo al ayuno?

Definitivamente sí, porque debe ayudar a su cuerpo a quemar grasa y lo ideal para esto es realizar ejercicios que estimulen el sistema cardiovascular: Caminatas, bicicleta, carreras. Lo importante es no excederse, con 45 minutos al día bastará.

¿Por cuánto tiempo debo seguir este método de ayuno intermitente?

La respuesta la tiene usted. Todo depende de su nivel de tolerancia. Si al inicio le parece muy fuerte y siente que no resistirá, puede probar una semana sí y una no, luego dos semanas sí y una no, y de esa forma ir acostumbrando al organismo a esta nueva manera de alimentarse.

Señales que debe observar en su cuerpo

Es normal al inicio del ayuno intermitente sentir leves molestias como dolor de cabeza, un poco de frío y algo de mareos. Sin embargo, hay otros indicadores que su cuerpo le enviará para decirle que debe ya parar de ayunar:

- Malhumor constante y en aumento.
- Migrañas insoportables.
- Dificultad total para concentrarte.
- Pérdida de conciencia o desmayos.
- Vómitos incontrolables.

Ante estos síntomas debe descansar y consultar a un especialista de confianza para descartar alguna posible complicación.

CAPÍTULO 11:

51 Recetas extras para complementar el ayuno intermitente

1. Caldo delicia de cebollas

Rinde para 4 porciones

Ingredientes:

- 5 cebollas medianas
- 2 cucharadas de mantequilla o margarina baja en sal
- 2 litros de caldo de pollo o carne
- 4 cucharadas de harina de trigo (si es integral, mucho mejor)
- Sal al gusto
- Pan tostado en rodajas

Preparación

1. Pelar y rebanar la cebolla en rodajas
2. Colocar en una sartén la mantequilla y agregar la cebolla. Tapar y cocinar a fuego bajo hasta que cristalice.
3. Añadir a las cebollas la harina esparciéndola poco a poco y revolviendo para evitar la formación e grumos. Cocinar

durante unos minutos hasta que la harina adquiera un color dorado claro.
4. Aparte poner la olla a calentar con los dos litros de caldo y añadir la mezcla de cebolla margarina y harina. Remover bien para que se integren los ingredientes y tapar hasta que hierva.
5. Retirar del fuego y colocar en un envase refractario. Poner por encima las rodajas del pan tostado untadas con mantequillas.
6. Llevar al horno y cocinar durante 400° por 10 minutos.
7. Servir en plato hondo y disfrutar el gustoso Caldo delicia de cebollas.

2. Salsa cremosa blanca

Ingredientes:

- 250 ml de leche (1 taza)
- 2 Cucharadas de harina de trigo previamente cernida
- 1 cucharada de mantequilla o margarina baja en sal.
- Sal al gusto
- Queso parmesano (opcional)
- Pimienta en polvo al gusto

Preparación

1- Colocar una sartén a fuego medio y poner a derretir la mantequilla o margarina.
2- Añadir harina, sal al gusto, pimienta. Dejar dorar la mezcla.

3- Ir agregando la leche despacio y revolver constantemente con suavidad para evitar la formación de grumosidades.
4- Bajar a fuego bajo y remover hasta que la preparación espese.
5- Corregir la sal y la pimienta.
6- Se puede añadir poco de queso parmesano a la preparación si se desea un sabor aún más delicioso.

3. Sopa rica de calabaza

Rinde para 4 porciones

Ingredientes

- 1 kilo de calabaza (auyama)
- 1 tazas de salsa cremosa blanca
- 3 litros de caldo de pollo
- Sal al gusto
- Pimienta al gusto

Preparación

1 Lavar la auyama y cortarla en trozos. Extraer la pulpa interior del fruto y separar la semilla. Reservar pulpa y semillas.
2 Anadir los trozos de calabaza y la pulpa (sin las semillas) a una olla junto con los 3 litros de caldo. Añadir sal y pimienta al gusto.
3 Poner al fuego hasta hervir y esperar 20 minutos o hasta que se ablande la calabaza.

4 Retirar del fuego, esperar a que entibie y licuar.
5 Añadir la salsa blanca tibia y revolver para integrar.
6 Añadir la mantequilla a la preparación y remover hasta que se integre.
7 Servir en plato hondo y rociar con el pulverizado de semillas tostadas de calabaza
8 Disfrutar la maravillosa Sopa rica de calabaza.

4-Pulverizado de semillas de calabaza (para saborizar comidas)

Ingredientes

- 1 tazas de semillas de calabaza
- sal al gusto

Preparación

1 Lavar muy bien las semillas de calabaza, dejarlas completamente libres de pulpa.
2 Secar las semillas limpias con un pañito y colocarlas en una bandeja.
3 Colocar en el horno y poner a tostar a 200 °C durante 20 minutos, removiendo un par de veces con una paleta larga para que se doren uniformemente.
4 Apagar el horno y dejar enfriar la semilla tostada.
5 Colocar en la licuadora completamente en seco para su triturado. Procesar en la

velocidad más alta para pulverizar las semillas.
6 Añadir al pulverizado una pizca de sal.
7 Conserve en un frasco de vidrio bien limpio y seco con su tapa.

Se puede utilizar este pulverizado para colocarlo sobre cremas, sopas, ensaladas y como rocío sobre la mantequilla para incrementar su sabor.

5-Crema de arroz y verduras

Rinde para 4 porciones

Ingredientes

- 1 Zanahoria grande pelada y cortada en cuadritos.
- 1 Cebolla mediana cortada en cuadritos
- 1 Taza de ajoporro picado en cuadritos muy finos.
- Papa (patata) pequeña cortada en cuadritos.
- 2 Tallos de célery o apio España cortados en cuadritos.
- 2 Tazas de calabaza picada en cuadritos (con todo y su cascara).
- 1 Taza de arroz previamente cocinado
- 1 Cucharada de mantequilla o margarina baja en sal.
- 2 litros de caldo (pollo o res)
- Sal al gusto

Preparación:

1- En una olla, añadir los vegetales (menos el célery) junto con el arroz y el caldo y ponerlos a cocinar de 20 a 30 minutos a fuego medio.
2- Agregar sal al gusto, la mantequilla y el célery. Tapar y dejar hervir 10 minutos adicionales.
3- Apagar. Sacar aparte una taza de este preparado y licuarla. Añadir el licuado espeso a la olla para dar consistencia a la crema.
4- Servir en un plato hondo y disfrutar su exquisita Crema de arroz y verduras.

6- Crema suave de coliflor

Rinde 4 porciones

Ingredientes

- 1 coliflor mediana troceada
- 1 cebolla mediana picadita
- 1 rama de célery o apio España picado en cuadritos
- 1 zanahoria mediana cortada en cuadritos
- 5 papas medianas cortadas en cuadritos
- cucharadas de mantequilla y margarina baja en sal
- 1 pimentón rojo cortado en cuadritos
- 1 ramita de perejil picadito
- litros de caldo (pollo o res)
- dientes de ajo triturados

- Cuadritos de pan tostado con mantequilla

Preparación

1- Colocar un sartén a fuego medio y poner a derretir la mantequilla o margarina.
2- Añadir las papas picaditas, la zanahoria picadita, la cebolla picada, el pimentón y el célery picadito. Sofreír un poco.
3- Colocar el perejil y el coliflor en una olla y añadir el sofrito. Añadir el caldo y el ajo.
4- Hervir hasta que se cocinen las verduras.
5- Agregar sal al gusto y licuar.
6- Servir en un plato hondo y decorar con los daditos de pan tostado.

Disfrutar su deliciosa crema suave de coliflor

7- Crema verde de berros y yogurt

Rinde 2 porciones

Ingredientes

- 1 ramo de berros frescos
- 1 ½ tazas de yogurt natural
- 1 cebolla blanca mediana picada en cuadritos
- 2 cucharadas de margarina o mantequilla baja en sal, a temperatura ambiente
- 2 ramas de cebollín picados en cuadritos
- 1 cucharada de harina de trigo o sémola en polvo
- 3 tazas de caldo (res o pollo)
- Sal al gusto

- Pimienta al gusto
- Sal al gusto

Preparación

1- Poner una olla el caldo a calentar
2- Lavar muy bien las ramas de berro y picarlas. Agregarlas a la olla antes de que el caldo hierva
3- Retirar la olla del fuego y dejar en reposo durante 12 minutos
4- En un sartén a fuego medio, derretir la mantequilla o margarina, agregar la cebolla picadita y l cebollín picadito por 4 minutos o hasta que tomen un color dorado suave.
5- Colocar la harina removiendo con cuchara para que se integren los ingredientes.
6- Agregar media taza de caldo de berro y remover constantemente
7- colocar la mezcla del sofrito ya espesada en la olla con el caldo de berro y poner a fuego medio hasta que hierva.
8- Retirar la olla del fuego y dejar reposar 5 minutos.
9- Añadir el yogurt natural, la sal y la pimienta.
10- Servir de inmediato en plato hondo y disfrutar de la crema verde de berros y yogurt.

8-Canoas de berenjena al queso

Rinde para 4 raciones

Ingredientes

- kilos de berenjenas (revisar que la piel esté lisa, brillante y sin orificios.
- pimentones rojos
- cebollas blancas medianas
- cucharadas de sésamo o ajonjolí
- ½ cucharadita de jengibre fresco finamente rallado
- cucharadas de margarina o mantequilla
- ½ taza de queso mozarella o amarillo rallado grueso.
- Pan rallado
- Sal y pimienta al gusto

Preparación

1. Cortar la berenjena por la mitad a lo largo (longitudinalmente), sacar la pulpa con una cucharilla fina haciendo una canoa de aproximadamente un centímetro de grosor. Reservar la pulpa extraída
2. Poner a cocinar las canoas al vapor con agua y sal durante 20 minutos o hasta que estén cocidas.
3. Tomar el relleno y colocarlos en un sartén con mantequilla, pimentón y la cebolla.
4. Una vez cocido, licuar este relleno con el ajonjolí, agregar un poco de pan rallado para que tome una consistencia cremosa.

5. Colocar las canoas en una bandeja engrasada. Rellenar las canoas con la preparación cremosa. Cubrir cada canoa con queso.
6. Hornear a 350° por media hora.
7. Servir y disfrutar sus magníficas Canoas de berenjena al queso.

9-Salsa rica para lasaña

Ingredientes:

- 1 litro de leche entera
- 5 Cucharadas de harina de trigo previamente cernida
- cucharadas de margarina o mantequilla baja en sal
- 1 Cebolla blanca rallada
- Sal al gusto
- Nuez moscada al gusto

Preparación

1- Colocar una sartén a fuego medio y poner a derretir la margarina o mantequilla
2- Añadir la cebolla rallada, sal al gusto, a nuez moscada. Dejar dorar e ir añadiendo de a poco la harina removiendo bien evitando grumos en la mezcla durante 5 minutos.
3- Aparte en una olla colocar la leche a fuego bajo e ir agregando la mezcla de harina y margarina/mantequilla despacio y

revolver permanentemente para evitar grumos.

4- Continuar removiendo hasta que la preparación espese.

10- Lasaña exquisita de berenjena (Pasticho) Rinde para 4 raciones

Ingredientes

- Empaque de láminas de pasta para lasaña o pasticho
- 1 kilogramo de berenjenas de piel lisa brillante y sin orificios, en cuadritos, tiritas o rodajas según prefiera
- cebollas blancas medianas en cuadritos,
- pimentones rojos medianos en cuadritos, tiritas o rodajas según prefiera.
- calabacines medianos en cuadritos, tiritas o rodajas según prefiera.
- Ajo triturado
- Sal pulverizada al gusto
- Orégano en polvo al gusto
- Laurel en polvo o en hojas al gusto
- tazas de Salsa rica para lasaña
- Queso pamesano al gusto.

Preparación:

1 En una olla grande poner a hervir agua suficiente para cubrir las láminas de pasta para lasaña o pasticho. Cocinar durante la pasta 12 minutos o hasta que las láminas estén al dente (blandas pero firmes)

2. En un sartén a fuego bajo derretir la mantequilla, y colocar la cebolla, los pimentones, aderezar con un toque de sal, laurel y orégano. Cocinar hasta ablandar. Pasar por un procesador hasta hacer un puré.
3. Sofreír el calabacín con un poco de margarina o mantequilla y mezclarlo con la salsa rica para lasaña.
4. En un molde enmantequillado esparcir una capa de salsa rica para lasaña. Luego colocar las láminas de pasta hasta formar una capa. Luego una capa de puré de berenjena y luego con una capa de calabacines. Rociar los calabacines con queso parmesano. Repetir el procedimiento dos o tres veces. Culminar con una capa de Salsa rica para lasaña con rocío de queso.
5. Llevar al horno 360° por 30-40 minutos o hasta que gratine el queso.

11- Salsa para nuggets

Ingredientes

- pimentones grandes rojos picados en cuadritos
- cucharadas de pasta de tomate
- ½ taza de caldo de pollo
- 1 cebolla blanca grande picada en cuadritos
- ajoporros picados en cuadritos pequeños

- 1 ramo de cebollín fresco
- dientes de ajo pelados y triturados
- 1 cucharada de mantequilla o margarina
- Perejil picadito al gusto
- Cilantro picadito al gusto

Preparación

1. Poner una sartén grande a fuego medio, añadir la mantequilla para que se derrita y añadir los vegetales para que se sofrían.
2. Colocar el caldo y tapar por 10 minutos o hasta que el caldo reduzca un poco y la preparación tenga aspecto de salsa.
3. Si se desea más liquida y uniforme la preparación, puede pasarse por el procesador o la licuadora.
4. Bañar los nuggets con esta salsa y disfrutar

12- Nuggets de papas

Rinde para 4 raciones

Ingredientes

- kilos de papa blanca
- Paquetes de espinacas frescas
- dientes de ajo pelado y triturados
- ramitos de perejil picadito
- cucharadas grandes de pan rallado o más para lograr la consistencia deseada
- cucharadas de mantequilla o margarina baja en sal.

- cucharadas de semillas de ajonjolí tostado y molido
- 1 taza de queso rallado
- 1-3 cucharadas de leche completa líquida

Preparación

1- Remojar las papas en abundante agua y lavarlas con un cepillo o esponja gruesa hasta remover todo rastro de tierra.
2- Picar en trozos y cocerlas con cáscara y todo en poca cantidad de agua o al vapor. Cuando estén blandas, triturar hasta hacer un puré y reservar en un envase aparte.
3- Separar las hojas de espinacas de los tallos. Tomar las hojas y cocinarlas al vapor. Cuando ablanden, triturarlas hasta volverlas una pasta.
4- Juntar el puré de papas y la pasta de espinacas, añadir un toque de mantequilla o margarina y el ajonjolí tostado y molido.
5- Agregar a la preparación una o dos cucharadas de leche líquida, además añadir el queso rallado, el perejil y los ajos triturados. Mezclar hasta integrar todos los ingredientes.
6- Si la preparación queda muy blanda, ir agregando pan rallado hasta llegar a la consistencia apropiada para hacer bolitas y luego aplastar un poco y alargar hasta llevar a forma de nugget.
7- Pasar cada nugett de papa por un plato con harina de trigo para sellarlo.

8- Colocar las croquetas en una bandeja enmantequillada y colocar un toque de mantequilla en la superficie.
9- Llevar al horno por 350° por 30 minutos o hasta que los nuggets dorados estén dorados. También pueden freírse si se prefiere.
10- Puede rellenarse con carne molida o pollo desmechado y cerrarse como una bolita antes de hornear o freír.
11- Servir con salsa para nuggets.

13- Nuggets de yuca o tapioca

Rinde para 4 raciones

Ingredientes

- kilos de yuca o tapioca fresca
- ½ kilo de queso rallado
- dientes de ajo pelado y triturados
- ramitos de cilantro picadito
- cucharadas grandes de pan rallado o más para lograr la consistencia deseada
- cucharadas de mantequilla o margarina baja en sal.
- 1 taza de queso seco rallado
- 1-2 cucharadas de leche completa líquida

Preparación

1- Colocar una olla con agua y media cucharadita de sal suficiente para cubrir la yuca o tapioca.

2- Cortar y pelar las yucas o tapiocas y poner a cocinar en olla normal hasta que ablande o en olla de presión por 30 minutos.
3- Cuando estén blandas las yucas o tapiocas, extraer el agua y triturar hasta hacer un puré. Reservar en un envase aparte.
4- Añadir al puré un toque de mantequilla o margarina y 1 cucharada de leche líquida.
5- Añadir el queso rallado, el cilantro picadito y los ajos triturados. Mezclar hasta integrar todos los ingredientes.
6- Si la preparación queda muy blanda, ir agregando pan rallado hasta llegar a la consistencia apropiada para hacer bolitas y luego aplastar un poco y alargar hasta llevar a forma de nugget.
7- Pasar cada nugett de yuca o tapioca por un plato con harina de trigo para sellarlo.
8- Colocar las croquetas en una bandeja enmantequillada y colocar un toque de mantequilla en la superficie.
9- Llevar al horno por 350° por 30 minutos o hasta que los nuggets de yuca o tapioca estén dorados. También pueden freírse si se prefiere.
10- Puede rellenarse con carne molida o pollo desmechado y cerrarse como una bolita antes de hornear o freír.
11- Servir con salsa para nuggets.

14- Champiñones al ajillo

Ingredientes

- ½ kilo de champiñones frescos limpios
- dientes de ajo pelados y triturados
- 5 cucharadas de pan rallado
- 1 ramito de perejil picadito
- 5 cucharadas de mantequilla o margarina baja en sal
- Sal al gusto

Preparación

1- Colocar una sartén profunda a fuego bajo el ajo triturado, sal y el perejil por 3 millones.
2- Añadir pan rallado a la preparación anterior.
3- Cortar los champiñones en mitades o rodajas (según el gusto), añadir al sartén junto con los aliños y revolver bien. Tapar y cocinar a fuego bajo por 5 minutos.
4- Sirve para acompañar las carnes, aves, pescados o como relleno para pasteles, panes o con arroz, pasta o papas.

15- Vegetales cocidos a la oriental

Rinde para 6-8 porciones

Ingredientes

- cucharadas de mantequilla o margarina baja en sal

- tallos de célery o apio España frescos
- tazas de frijoles chinos germinados (de los que se usan para arroz chino)
- Zanahorias medianas
- jojotos tiernos
- 1 cebolla blanca
- ½ repollo
- pimientos rojos o verdes largos
- dientes de ajo pelados y triturados
- 2 calabacines medianos
- 2 cucharadas de jugo de limón
- ½ cucharadita de jengibre en polvo o ¼ de jengibre fresco rallado
- Pimienta en polvo al gusto
- Cúrcuma en polvo al gusto
- Sal al gusto

Preparación

1- Desgranar cada jojoto con un cuchillo plano bien afilado.
2- Cortar en tiritas de 5 centímetros de largo (aproximadamente) las zanahorias, el calabacín, el célery, el repollo.
3- En una sartén profunda a fuego bajo poner a derretir la mantequilla o margarina y añadir el ajo triturado, la cebolla y los pimentones. Dejar sofreír por 5 minutos.
4- Añadir los vegetales cortados en tiritas, remover bien y cocinar tapado por 5 minutos a fuego medio. Reservar los germinados aparte.

5- Colocar en el sartén los granitos germinados, sal, pimienta, jengibre, cúrcuma, jugo de limón, e integrar con el resto de los ingredientes cocinando por 5 minutos, removiendo constantemente. Tapar 2 minutos Retirar del fuego.
6- Servir y disfrutar de sus vegetales cocidos a la oriental.

16- Masa base muy fina para pizza

Ingredientes

- 1 kilo de harina de trigo puede ser integral o refinada todo uso según el gusto
- 130 gramos de mantequilla o margarina temperatura ambiente baja en sal.
- 1 cucharada de azúcar morena o melaza
- cucharaditas de sal refinada
- 1 cucharada grande de levadura (granulada una cucharada sopera, en pasta dos cucharadas soperas)
- 1/2 vasos de agua

Preparación:

1 En medio vaso de agua tibia (no caliente) disolver la levadura, dejar reposando durante 15 minutos.

5- Colocar en una mesa o superficie limpia la harina de trigo formando una corona, la mantequilla previamente derretida, la sal el azúcar moreno o melaza, y un vaso de agua

2. Mezclar los ingredientes anteriores muy bien hasta que la masa deje de pegarse en las manos.
3. Colocar la bola de masa en un recipiente y tapar con un paño por 1 hora o hasta que la masa duplique su tamaño.
4. Dividir la masa en dos porciones (si se desea una pizza mediana) o en cuatro porciones (si se desea una pizza pequeña)
5- Tomar una porción en forma de bola y estirar con un rodillo hasta obtener un disco del grosor deseado para la pizza (recordar que puede engrosar un poco con el horneado)
6. 7-Colocar cada disco de harina sobre una bandeja proporcional previamente enmantequillada y enharinada. Pinchar la superficie de la masa con un tenedor
7- Colocar la salsa base y el relleno favorito
8- Encender el horno a 350° e introducir la bandeja con la pizza horneando por 30-45 minutos. retire del horno, divida y disfrute su pizza.

17- Pizza vegetariana especial

Ingredientes:

- 1 bandeja enmargarinada con **masa base muy fina para pizza** (ver receta anterior)
- ramos de acelgas frescas
- ramas de ajoporro medianas

- ramas de cebollín fresco picadito
- pimentones rojos medianos cortado en tiritas
- 1 cebolla blanca mediana cortada en rodajas
- cucharadas de aceite
- Orégano molido en polvo al gusto
- Pimienta al gusto
- Sal al gusto
- Jengibre al gusto

Preparación

1- Lavar muy bien las acelgas y separarlas de sus tallos. Ponerlas a escurrir y picar en cuadritos.
2- Mezclar las acelgas picaditas con el ajoporro, el cebollín el pimentón y la cebolla junto con el aceite, el orégano en polvo, la pimienta (opcional), y la sal. Dejar marinar la mezcla durante 20 minutos para integrar los sabores.
3- Retirar el exceso de líquidos y cubrir la masa para pizza con la mezcla de los vegetales marinados.
4- Llevar al horno por 30 minutos a 350° C.
5- Retirar del fuego, cortar y disfrutar la Pizza vegetariana especial.

18. Pizza pimentona

Ingredientes

- 1 bandeja enmargarinada con **masa base muy fina para pizza** (ver receta anterior)
- pimentones grandes rojos
- pimientos largos verdes
- papas de mediano tamaño
- 1 taza de queso mozzarella rallado
- cucharadas de aceite
- Pimienta al gusto
- Orégano molido al gusto
- Sal al gusto

Preparación:

1- Lavar pimentones y pimientos, secar y sacar las semillas.
2- Cortar pimientos y pimentones en tiritas
3- Preparar un aderezo con el aceite, orégano, sal , pimienta.
4- Colocar una capa de pimentón aderezado, hasta cubrir la masa base muy fina de piza.
5- Rociar queso mozarella al gusto.
6- Llevar al horno por 40 minutos a 350° C.
7- Retirar del fuego, cortar y disfrutar la Pizza pimentona.

19 Pizza colorida

Ingredientes

- 1 bandeja enmargarinada con **masa base muy fina para pizza** (ver receta anterior)
- zanahorias medianas
- 1 cebolla blanca mediana
- unidades de ají dulce (amarillo o rojo)
- cucharadas de mantequilla
- 1/2 taza de queso mozzarella
- Pimienta al gusto
- Orégano molido al gusto
- Sal al gusto

Preparación:

1- Lavar, pelar y rallar la zanahoria por el lado más pequeño
2- Rallar la papa por el lado mediano.
3- Rallar la cebolla por el lado más finito
2   Lavar el ají y sacar as semillas. Ponerlo en la licuadore con una cucharada de agua y licuar hasta que quede una pasta de ají.
4- Preparar un aderezo con el aceite, orégano, cebolla, sal , pimienta, la pasta de ají dulce y mezclar con la zanahoria y la papa.
5- Colocar una capa de zanahoria y papa aderezada, hasta cubrir la masa base muy fina de pizza.
6- Rociar queso mozarella al gusto.

7- Llevar al horno por 40 minutos a 350° C.
8- Retirar del fuego, cortar y disfrutar la Pizza colorida.

20 Pizza Dominó

Ingredientes

- 1 bandeja enmargarinada con **masa base muy fina para pizza** (ver receta anterior)
- 1 taza de yogurt natural espeso
- dientes de ajo pelados y triturados
- 1 cebolla blanca mediana
- Aceitunas negras al gusto
- cucharadas de mantequilla
- 1/2 taza de queso mozzarella
- Pimienta blanca al gusto
- Orégano molido al gusto
- Sal al gusto

Preparación:

1- Pelar y pica la cebolla en rodajas .
2- colocar una sarten a fuego medio y derretir la margarima.
3- sofreír la cebolla en la mantequilla con un toque de sal hasta que quede doradita.
3 aderezar el yogurt con el ajo triturado, el orégano,la sal y un toque de pimienta
5- Colocar una capa de yogurt aliñado y encima los aros de cebolla sofritas, hasta cubrir la masa base muy fina de pizza.

6- Espacir queso rallado sobre la crema de yogurt
7- Decorar con aceitunas negras en rodajas
8- Llevar al horno por 40 minutos a 350° C.
9- Retirar del fuego, cortar y disfrutar la Pizza Dominó.

21- Salsa sencilla para pizza

- Tomates rojos maduros pelados
- 1 cebolla blanca grande
- aceitunas verdes sin semilla
- cuucharadas de aceite
- cucharaddas de mantequilla
- alcaparras
- Sal al gusto
- Orégano al gusto
- Albahaca seca algusto
- Mejorana seca al gusto

Preparación

1- Cortar en trozos los tomates.
2- Pelar y cortar en trozos las cebollas
3- colocar en una licuadora o procesador: la cebolla, los tomates, las aceirunas, las alcaparras y licuar hasta que quede una pasta espesa.
4- Poner en una sarten profunda a fuego medio un poco de aceite y luego dos cucharadas de mantequilla. Anadir la pasta de tomate licuada (si está muy espesa, agregar dos o tres cucharadas de

agua). Colocar sal, albahaca, orégano y mejorana al gusto.

5- Remover cocinando por 10 minutos.
6- Retirar del fuego y esparcir sobre la **masa base muy fina para pizza.**

22- Pizza Divina dorada

Ingredientes

- 1 bandeja enmargarinada con **masa base muy fina para pizza** (ver receta anterior)
- 1 taza de **Salsa sencilla para pizza**
- 1 taza de jojoto dulce desgranado
- ½ taza de queso amarillo rallado
- 1/2 taza de queso mozarella
- 1 pimentón amarillo cortado en tiritas
- ½ taza de piña cortada en tiritas (opcional)

Preparación.

Sobre una bandeja cubierta con **masa base muy fina para pizza** (ver receta anterior) esparcir suficiente **Salsa sencilla para pizza.**

Esparcir sobre la salsa una capa de queso mozarella, luego una capa de queso amarillo .

Colocar tiritas de pimentón y de piña (opcional) sobre la masa

Distribuir los granos de jojoto tierno.

7- Llevar al horno por 40 minutos a 350° C.

8- Retirar del fuego, cortar y disfrutar la Pizza Divina Dorada

23- Pizza Divina Roja

Ingredientes

- 1 bandeja enmargarinada con **masa base muy fina para pizza** (ver receta anterior)
- 1 taza de **Salsa sencilla para pizza**
- 1 pimentón rojo cortado en tiritas
- 1 1/4 kilo de jamón en lonjas
- Peperoni al gusto
- Tomate en rodajas finas

Preparación.

Sobre una bandeja cubierta con **masa base muy fina para pizza** (ver receta anterior) esparcir suficiente **Salsa sencilla para pizza.**

Esparcir sobre la salsa una capa de jamón.

Colocar finas rodajas de tomate sobre toda la superficie

Colocar rodajas de pepeeroni por toda la superficie.

Colocar tiritas de pimentón rojo para decorar.

Rociar con orégano en polvo y pimienta al gusto.

7- Llevar al horno por 30 minutos a 350° C.

8- Retirar del fuego, cortar y disfrutar la Pizza Divina Roja

24- Pizza Divina negra

Ingredientes

- 1 bandeja enmargarinada con **masa base muy fina para pizza** (ver receta anterior)
- 1 taza de **Salsa sencilla para pizza**
- ½ taza de tinta negra de calamar comestible
- cucharadas de queso parmesano rallado
- Aceitunas negras
- Orégano al gusto
- Pimienta negra al gusto

Preparación

1- Sobre una bandeja cubierta con **masa base muy fina para pizza** (ver receta anterior)
2 En una olla, colocar la taza de **Salsa sencilla para pizza**, añadir el queso parmesano, mezclarla con un poco de tinta negra de calamar hasta que tome un tono oscuro. Cocinar por 5 minutos.
3 Colocar aceitunas negras al gusto
4 Rociar con orégano en polvo y pimienta negra al gusto.
5- Llevar al horno por 20 minutos a 350° C.
6- Retirar del fuego, cortar y disfrutar la Pizza Divina Negra

25- Salsa pesto base para pizza

Ingredientes

- 200 gramos de perejil
- ½ taza de aceite de oliva
- 5 cucharadas colmadas de queso parmesano rallado
- 1 cucharada de piñones
- Sal al gusto

Preparación

Colocar en una licuadora o procesador todos los ingredientes y mezclar a gran velocidad.

Corregir de sal, volver a licuar.

Esparcir sobre la masa base muy fina para pizza y decorar con los ingredientes de su preferencia.

26- Pizza Divina verde

Ingredientes

- 1 bandeja enmargarinada con **masa base muy fina para pizza** (ver receta anterior)
- 1 taza de **Salsa pesto base para pizza**
- 1 pimentón amarillo y verde cortado en tiritas
- ½ taza de queso mozarella
- Aceitunas verdes rellenas

Preparación

Sobre una bandeja cubierta con **masa base muy fina para pizza** (ver receta anterior) esparcir suficiente **Salsa pesto base para pizza.**

Esparcir sobre la **Salsa pesto base para pizza** una capa de queso mozarella, luego una capa de queso mozarella .

Colocar tiritas de pimentón verde y amarillo

Decorar con aceitunas verdes rellenas en rodajitas

7- Llevar al horno por 35 minutos a 350° C.

8- Retirar del fuego, cortar y disfrutar la Pizza Divina Verde

27- Pizza Divina Anaranjada

Ingredientes

- 1 bandeja enmargarinada con **masa base muy fina para pizza** (ver receta anterior)
- 1 taza de **Salsa sencilla para pizza**
- 1 zanahoria rallada por el lado medio
- 1 pimentón anaranjado cortado en tiritas
- ½ Taza de peperoni en rodajitas
- ½ taza de mozarella rallada
- Paprica en polvo al gusto

Preparación.

1- Sobre una bandeja cubierta con **masa base muy fina para pizza** (ver receta anterior) esparcir suficiente **Salsa sencilla para pizza.**

2- Colocar esparcida la mozarella rallada
3- Esparcir sobre la salsa una zanahoria rallada.
4- Colocar finas rodajas de peperoni sobre toda la superficie
5- Colocar tiritas de pimentón anaranjado para decorar.
6- Rociar con paprica en polvo y orégano al gusto.
7- Llevar al horno por 35 minutos a 350° C.
8- Retirar del fuego, cortar y disfrutar la Pizza Divina anaranjada

<u>28- Pizza Divina Marrón</u>

Ingredientes

- 1 bandeja enmargarinada con **masa base muy fina para pizza** (ver receta anterior)
- 1 taza de **Salsa sencilla para pizza**
- tazas de champiñones
- 1 taza de carne molida cocida y aliñada
- 1 taza de mozarella rallada
- Orégano en polvo

Preparación.

1. Sobre una bandeja cubierta con **masa base muy fina para pizza** (ver receta anterior) esparcir suficiente **Salsa sencilla para pizza.**

2. Colocar esparcida la mozarella rallada
3. Esparcir sobre la salsa los champoñones rebanados en láminas
4. Colocar la carne molida (aliñada y cocida)
5. Rociar con paprica en polvo y orégano al gusto.
7- Llevar al horno por 35 minutos a 350° C.
8- Retirar del fuego, cortar y disfrutar la Pizza Divina Marrón

29- Pizza del mar

Ingredientes

- 1 bandeja enmargarinada con **masa base muy fina para pizza** (ver receta anterior)
- 1 taza de **Salsa sencilla para pizza**
- 1 taza de camarones pelados
- 1 taza de pulpo precocido blando
- 1 taza de calamares
- Frutos del mar de preferencia
- 1 taza de mozarella rallada

Preparación.

1-En una olla a fuego medio, colocar dos tazas de **salsa secilla para pizza** y añadir los frutos del mar previamente limpios, precocidos y picaditos en cuadritos pequeñitos. Añadir el pulpo, calamares picaditos. Dejar cocinar tapado durante 25 minutos. Añadir los camarones pelados enteros y cocinar durante 5 minutos más. Corregir la sal.

2-Sobre una bandeja cubierta con **masa base muy fina para pizza** (ver receta anterior) esparcir suficiente **Salsa sencilla para pizza** con frutos marinos .

3-Colocar esparcida la mozarella rallada

6- Llevar al horno por 30 minutos a 350° C.

7- Retirar del fuego, cortar y disfrutar la Pizza del Mar.

30- Pizza de Sicilia

Ingredientes

- 1 bandeja enmargarinada con **masa base muy fina para pizza** (ver receta anterior)
- 1 taza de **Salsa sencilla para pizza**
- 1 pimentón rojo y amarillo cortado en tiritas
- 1 1/4 kilo de jamón serrano
- 1 taza de mozarella
- Filetes de Anchoas al gusto
- Aceitunas negras
- Orégano en polvo al gusto

Preparación.

Sobre una bandeja cubierta con **masa base muy fina para pizza** (ver receta anterior) esparcir suficiente **Salsa sencilla para pizza.**

Esparcir sobre la salsa una capa de queso mozarella

Esparcir sobre la salsa una capa de jamón serrano

Cortar trozos pequeños de fileetes de anchoa y esparcirlo en la superficie de la pizza

Colocar aceitunas negras en rodajas al gusto

Colocar tiritas de pimentón rojo para decorar.

Rociar con orégano en polvo.

7- Llevar al horno por 30 minutos a 350° C.

8- Retirar del fuego, cortar y disfrutar la Pizza de Sicilia

31- Maravilla de coliflor

- 1 unidad de coliflor grande
- 1 cebolla blanca grande
- cucharadas de mantequilla baja en sal
- 1 taza de harina de trigo
- 1 litro de leche entera
- ½ taza de queso parmesano
- Sal al gusto
- Nuez moscada al gusto
- tazas de agua

Preparación

1- Lavar, cortar en trozos medianos el coliflor.
2- Colocar en una olla a fuego alto, el agua y la sal . A hervir colocar los trozos de coliflor y cocinar tapado hasta ablandar.

Sacar, escurrir y colocar en un recipiente refractario enmantequillado.

3- Hacer la Salsa rica para lasaña (ver receta anterior) y bañar los trozos de coliflor.
4- Esparcir el queso parmesano sobre la salsa rica para lasagna que baña el coliflor.
5- Calentar el horno a 350° y meter el recipiente con el coliflor bañado en salsa y queso.
6- Hornear durante 25 o hasta que se forme una capa dorada de queso sobre la superficie.
7. Apagar y retirar del horno, servir y disfrutar la Maravilla de Coliflor.

32- Maravilla de papas con berenjena

- 1 kg de papas, lavadas, peladas y cortadas en rodajas.
- 1 kg de berenjenas peladas
- 1 cebolla blanca grande
- cucharadas de mantequilla baja en sal
- 1 taza de harina de trigo
- 1 litro de leche entera
- ½ taza de queso parmesano
- Sal al gusto
- dientes ajo pelado y triturado
- Nuez moscada al gusto
- Ramito de cilantro
- tazas de agua

Preparación

1. En una olla poner a hervir 2 tazas de agua (o un poco más , suficiente para cubrir las rodajas) con un toque de sal y un ramito de cilantro. Poner a cocinar las rodajas de papa pelada. Una vez ablandadas las papas, apagar y escurrir las rodajas. Reservar
2- Cortar las berenjenas peladas y embadurnarlas con ajo triturado y sal. Colocarlas a asar durante 10-15 minutos en un sarten con un toque de aceite. Una vez asadas reservar. Intercalar papas cocidas y berenjenas asadas en un recipiente refractario enmantequillado.
3- Hacer la Salsa rica para lasaña (ver receta anterior) y bañar las rodajas de papa y las berenjenas asadas.
4- Esparcir el queso parmesano sobre la salsa rica para lasagna que baña papas y berenjena.
5- Calentar el horno a 350° y meter el recipiente con papas y berenjena bañados en salsa y queso.
6- Hornear durante 25 o hasta que se forme una capa dorada de queso sobre la superficie.
7- Apagar y retirar del horno, servir y disfrutar la Maravilla de papas con berenjena.

33- Maravilla de chayota

- 1 kg de chayotas, lavadas, peladas y cortadas en rodajas.
- 1 cebolla blanca grande
- cucharadas de mantequilla baja en sal
- 1 taza de harina de trigo
- 1 litro de leche entera
- ½ taza de queso parmesano
- Sal al gusto
- Nuez moscada al gusto
- tazas de agua

Preparación

1. En una olla poner a hervir 2 tazas de agua (o un poco más , suficiente para cubrir las rodajas de chayota) con un toque de sal. Poner a cocinar las rodajas de chaayota. Una vez ablandadas las chayotas, apagar y escurir las rodajas.
2. Colocar las rodajas de chayota en un recipiente refractario enmantequillado.
3- Hacer la Salsa rica para lasaña (ver receta anterior) y bañar las rodajas de chayota.
4- Esparcir el queso parmesano sobre la salsa rica para lasagna que baña las rodajas de chayota
5- Calentar el horno a 350° y meter el recipiente con rodajas de chayota bañadas en salsa y queso.

6- Hornear durante 25 o hasta que se forme una capa dorada de queso sobre la superficie.
7. Apagar y retirar del horno, servir y disfrutar la Maravilla de chayota.

34- Maravilla de calabacín

- kg de calabacín, lavados, pelados y cortados en rodajas.
- 1 cebolla blanca grande
- cucharadas de mantequilla baja en sal
- 1 taza de harina de trigo
- 1 litro de leche entera
- ½ taza de queso parmesano
- Sal al gusto
- dientes ajo pelado y triturado
- Nuez moscada al gusto
- tazas de agua

Preparación

1- Cortar en rodajas de calabacín y embadurnarlas con ajo y sal.
2. Colocar las rodajas de calabacín en un recipiente refractario enmantequillado.
3- Hacer la Salsa rica para lasaña (ver receta anterior) y bañar las rodajas de calabacín.
4- Esparcir el queso parmesano sobre la salsa rica para lasagna que baña las rodajas de calabacín.

5- Calentar el horno a 350° y meter el recipiente con rodajas de calabacín bañados en salsa y queso.
6- Hornear durante 25 o hasta que se forme una capa dorada de queso sobre la superficie.
7. Apagar y retirar del horno, servir y disfrutar la Maravilla de calabacín.

35- Maravilla de vainitas

- 1 kg de vainitas, lavadas y cortadas en trozos pequeños.
- 1 cebolla blanca grande
- cucharadas de mantequilla baja en sal
- 1 taza de harina de trigo
- 1 litro de leche entera
- ½ taza de queso parmesano
- Sal al gusto
- dientes ajo pelados y triturados
- Nuez moscada al gusto
- tazas de agua

Preparación

1- Cortar las puntas de las vainitas y cortar en trocitos . En una olla poner a hervir agua suficiente para cubrir las vainitas. En lo que rompa a hervir el agua, colocar las vainitas y dejarlas cocinar por 5 minutos. Y luego escurrir.
2- 2-Colocar las vainitas ya tibias en un recipiente refractario enmantequillado.

3- Hacer la Salsa rica para lasaña (ver receta anterior) y bañar las vainitas .
4- Esparcir el queso parmesano sobre la salsa rica para lasagna que baña las vainitas .
5- Calentar el horno a 350° y meter el recipiente con las vainitas bañados en salsa y queso.
6- Hornear durante 25 o hasta que se forme una capa dorada de queso sobre la superficie.
7. Apagar y retirar del horno, servir y disfrutar la Maravilla de vainitas.

36- Maravilla de brócoli

- 1 unidad de brócoli grande
- 1 cebolla blanca grande
- cucharadas de mantequilla baja en sal
- 1 taza de harina de trigo
- 1 litro de leche entera
- ½ taza de queso parmesano
- Sal al gusto
- Nuez moscada al gusto
- tazas de agua

Preparación

1. Lavar, cortar en trozos medianos el brócoli.
2. Colocar en una olla a fuego alto, el agua y la sal . A hervir colocar los trozos de brócoli y cocinar tapado hasta ablandar.

Sacar, escurrir y colocar en un recipiente refractario enmantequillado.

2- Hacer la Salsa rica para lasaña (ver receta anterior) y bañar los trozos de brócoli.
3- Esparcir el queso parmesano sobre la salsa rica para lasagna que baña el brócoli.
4- Calentar el horno a 350° y meter el recipiente con el brócoli bañado en salsa y queso.
5- Hornear durante 25 o hasta que se forme una capa dorada de queso sobre la superficie.
6. Apagar y retirar del horno, servir y disfrutar la Maravilla de brócoli.

37- Aderezo de yogurt natural para ensaladas y vegetales

- 1 taza de yogurt natural cremoso
- 5 cucharadas de aceite vegetal (de oliva preferiblemente)
- 1 cucharadita de mostaza
- Albahaca al gusto
- Perejil picadito al gusto
- dientes de ajo medianos pelados y triturados
- 1 cucharada de jugo de limón
- Sal al gusto
- Pimienta al gusto

Preparación:

1. Colocar el yogurt y demás ingredientes en una licuadora o procesador y licuar (menos el aceite). Probar y corregir sabor con sal y especias hasta lograr el punto perfecto a su gusto.
2. Agregue el aceite en hilo para ir emulsionando (hacer una mezcla cremosa)
3. Guardar en un frasco de vidrio seco y previamente esterilizado . Tapar y refrigerar.
4. Sirve para saborizar naturalmente las preparaciones de vegetales frescos o cocidos.

38- Aderezo vital de berros para ensaladas y vegetales

- 1 taza de berros frescos
- 1 ramito de perejil
- cucharadas de aceite vegetal (de oliva preferiblemente)
- 1 cebollin en trocitos
- 1 cebolla mediana blanca
- 1 cucharadita de mostaza
- 1 cucharada de vinagre
- Sal al gusto
- Tomillo al gusto

Preparación:

Colocar el berro y demás ingredientes en una licuadora o procesador y licuar (menos el aceite).

Probar y corregir sabor con sal y especias hasta lograr el punto perfecto a su gusto.

Una vez licuados los vegetales , agregue el aceite en hilo para ir emulsionando (hacer una mezcla cremosa)

Guardar en un frasco de vidrio seco y previamente esterilizado . Tapar y refrigerar.

Sirve para saborizar naturalmente las preparaciones de vegetales frescos o cocidos.

39- Aderezo vital de espinacas para ensaladas y vegetales

- 1 taza de hojas de espinacas frescas
- 1 ramito de perejil
- cucharadas de aceite vegetal (de oliva preferiblemente)
- 1 cebollin en trocitos
- 1 cebolla mediana blanca
- 1 cucharadita de mostaza
- 1 cucharada de vinagre
- dientes de ajo pelados y triturados
- Sal al gusto
- Tomillo al gusto

Preparación:

Colocar las hojas de espinaca y demás ingredientes en una licuadora o procesador y licuar (menos el aceite). Probar y corregir sabor con sal y especias hasta lograr el punto perfecto a su gusto.

Una vez licuados los vegetales , agregue el aceite en hilo para ir emulsionando (hacer una mezcla cremosa)

Guardar en un frasco de vidrio seco y previamente esterilizado . Tapar y refrigerar.

Sirve para saborizar naturalmente las preparaciones de vegetales frescos o cocidos.

40- Aderezo vital de cilantro para ensaladas y vegetales

- 1/2 taza de hojas de cilantro frescas
- 1 ramito de perejil
- cucharadas de aceite vegetal (de oliva preferiblemente)
- 1 cebollin en trocitos
- 1 cebolla mediana blanca
- cucharadas de vinagre
- dientes de ajo pelados y triturados
- Sal al gusto

Preparación:

Colocar las hojas decilantro y demás ingredientes en una licuadora o procesador y licuar (menos el aceite). Probar y corregir sabor con sal y especias hasta lograr el punto perfecto a su gusto.

Una vez licuados los vegetales , agregue el aceite en hilo (hacer una mezcla espesa)

Guardar en un frasco de vidrio seco y previamente esterilizado . Tapar y refrigerar.

Sirve para saborizar naturalmente las preparaciones de vegetales frescos o cocidos.

41- Aderezo cremoso de aguacate para ensaladas y vegetales

- 1 aguacate maduro de tamaño mediano
- 1 ramito de hojas de cilantro frescas
- cucharadas de aceite vegetal (de oliva preferiblemente)
- 1 cebolla mediana blanca
- cucharadas de vinagre
- dientes de ajo pelados y triturados
- Sal al gusto

Preparación:

Cortar en trozos el aguacate y colocar junto con los demás ingredientes en una licuadora o procesador y licuar. Probar y corregir el sabor con sal y especias hasta lograr el punto perfecto a su gusto.

La mezcla debe quedar espesa y cremosa

Guardar en un frasco de vidrio seco y previamente esterilizado . Tapar y refrigerar.

Sirve para saborizar naturalmente las preparaciones de vegetales frescos o cocidos, o para acompañar pan tostado o galletas.

42- Aderezo blanco cremoso para ensaladas y vegetales

- 1 cebolla mediana blanca
- pepinillos encurtidos
- 1 taza de mayonesa espesa
- cucharadas de vinagre
- cucharadas de alcaparras
- 1 diente de ajo pelado y triturado
- 1 cucharada de preparado de mostaza
- Sal al gusto

Preparación:

Colocar todos los ingredientes en una licuadora o procesador y licuar . Probar y corregir sabor con sal y especias hasta lograr el punto perfecto a su gusto.

Guardar en un frasco de vidrio seco y previamente esterilizado . Tapar y refrigerar.

Sirve para saborizar naturalmente las preparaciones de vegetales frescos o cocidos.

43- Aderezo rojo para ensaladas y vegetales

- 1 taza de tomate rojo picadito
- ½ pimentón rojo
- 1 ramito de hojas de cilantro frescas
- 5 cucharadas de aceite vegetal (de oliva preferiblemente)
- 1 cebolla mediana blanca

- cucharadas de vinagre
- dientes de ajo pelados y triturados
- Sal al gusto

Preparación:

Colocar todos ingredientes en una licuadora o procesador y licuar. Probar y corregir el sabor con sal y especias hasta lograr el punto perfecto a su gusto.

La mezcla debe quedar homogénea

Guardar en un frasco de vidrio seco y previamente esterilizado . Tapar y refrigerar.

Sirve para saborizar naturalmente las preparaciones de vegetales frescos o cocidos.

44- Bebida nutritiva triple color

- naranjas de jugo
- zanahorias
- 1 remolacha grande y fresca
- 1 vaso de agua
- Azúcar o edulcorante al gusto

Preparación:

1. Lave las naranjas, corte a la mitad y exprima en máquina o a mano hasta extraer todo el jugo de las mismas.
2. Lave, pele y corte en trozos las zanahorias
3. Lave, pele y corte en trozos la remolacha

4. Lleve todos los ingredientes a la licuadora o la procesadora y licúe. Corrija el dulzor hasta que esté a su gusto.
5. Sirva su Bebida nutritiva Triplecolor a temperatura ambiente o con hielo si lo desea. Consuma toda la preparación al momento.

45- Bebida nutritiva banana deliciosa

- bananas maduras
- 1 vaso de leche líquida
- 1 yema de huevo
- 1 cucharadita de vainilla
- Azúcar o edulcorante natural al gusto.

Preparación:

1-Pele las bananas, corte en trozos y coloque en un procesador o licuadora .

4-Añada el resto de los ingredientes a la licuadora o la procesadora y licúe. Corrija el dulzor hasta que esté a su gusto.

5-Sirva su Bebida Nutritiva banana deliciosa a temperatura ambiente o con hielo si lo desea. Consuma toda la preparación al momento.

46- Bebida nutritiva de tomate

- tomates rojos maduros.
- 1 vaso de agua
- Azúcar o edulcorante natural al gusto.

Preparación:

1-Lave y corte los tomates . Elimine las semillas y coloque en un procesador o licuadora .

4-Añada el resto de los ingredientes a la licuadora o la procesadora y licúe. Corrija el dulzor hasta que esté a su gusto..

5-Sirva su bebida nutritiva de tomate a temperatura ambiente o con hielo si lo desea. Consuma toda la preparación al momento.

47- Bebida nutritiva y refrescante de pepino

- pepinos medianos
- Jugo de tres limones
- 1 rama de célery o apio España
- 1 vaso de agua
- Azúcar o edulcorante natural al gusto.

Preparación:

1-Lave y corte los pepinos . Elimine las semillas y coloque en un procesador o licuadora .

4-Añada el resto de los ingredientes a la licuadora o la procesadora y licúe. Corrija el dulzor hasta que esté a su gusto..

5-Sirva su bebida nutritiva y refrescante de pepino a temperatura ambiente o con hielo si lo desea. Consuma toda la preparación al momento.

48- Bebida nutritiva de ciruelas con linaza

- ciruelas pasas sin semilla
- cucharadas de semillas de lino (linaza en grano)
- 1 vaso de agua

Preparación:

1- Coloque las ciruelas y las tres cucharadas de linaza en un vaso de agua la noche anterios. Deje en remojo hasta la mañana siguiente.

Coloque el vaso de agua junto con la ciruelas y la linaza reviamente remojadas en un procesador o licuadora . Licúe a toda velocidad hasta formar una crema espesa y espumosa.

5-Sirva su bebida nutritiva deciruelas con linaza a temperatura ambiente o con hielo si lo desea. Consuma toda la preparación al momento.

49- Bebida nutritiva de avena y lechoza (papaya)

- cucharadas de avena en copos
- 1/4 kg de lechoza (papaya) madura y pequeña
- 1 vaso de leche
- Un toque de clavo de olor en polvo
- Un toque de canela en polvo
- Azúcar o edulcorante natural al gusto.

Preparación:

1-Corte la lechoza y elimine las semillas.coloque en un procesador o licuadora .

4-Añada el resto de los ingredientes a la licuadora o la procesadora y licúe. Corrija el dulzor hasta que esté a su gusto.

5-Sirva su bebida nutritiva y refrescante de pepino a temperatura ambiente o con hielo si lo desea. Consuma toda la preparación al momento.

50- Bebida nutritiva de avena y lechoza (papaya)

- cucharadas de avena en copos
- 1/4 kg de lechoza (papaya) madura y pequeña
- 1 vaso de leche
- Un toque de clavo de olor en polvo
- Un toque de canela en polvo
- Azúcar o edulcorante natural al gusto.

Preparación:

1-Corte la lechoza y elimine las semillas.coloque en un procesador o licuadora .

4-Añada el resto de los ingredientes a la licuadora o la procesadora y licúe. Corrija el dulzor hasta que esté a su gusto.

5-Sirva su bebida nutritiva y refrescante de avena con lechoza a temperatura ambiente o con hielo si lo desea. Consuma toda la preparación al momento.

51- Bebida nutritiva de cebada perlada

- 1 taza de cebada perlada en grano
- ½ litro de agua
- Canela en polvo al gusto
- Clavo de olor en polvo al gusto
- 5 cucharadas de leche en polvo
- Azúcar o edulcorante al gusto

Preparación

1- Colocar en una olla el agua a hervir. Añadir la cebada y dejar cocinando a fuego medio hasta que los granitos se ablanden bien. Al ablandar, retirar del juego y dejar enfriar.

2- Colocar en la licuadora la cebada con el agua de la cocción. Añadir la canela el clavo elazúcar o edulcorante y la leche en polvo. Licuar e toda velocidad. Corrija el dulzor hasta que esté a su gusto.

5-Sirva su bebida nutritiva de cebada perlada a temperatura ambiente o con hielo si lo desea. Consuma toda la preparación al momento.

52- Bebida refrescante de cebada con limón

- 1 taza de cebada perlada en grano
- ½ litro de agua
- cucharadas dejugo de limón

- Azúcar o edulcorante al gusto

Preparación

1- Colocar en una olla el agua a hervir. Añadir la cebada y dejar cocinando a fuego medio hasta que los granitos se ablanden bien. Al ablandar, retirar del juego y dejar enfriar.
2- Colocar en la licuadora la cebada con el agua de la cocción. Añadir elazúcar o edulcorante y el jugo de limón. Licuar a toda velocidad. Corrija el dulzor hasta que esté a su gusto.
3. Sirva su bebida refrescante cebada con limón a temperatura ambiente o con hielo si lo desea. Consuma toda la preparación al momento.

53- Bebida reconfortante Tri-frutal

- naranjas de jugo
- 1 taza de patilla sin semillas cortada en trozos
- 1 taza de melón sin semillas cortado en trozos
- 1 1/2 vaso de agua
- Azúcar o edulcorante al gusto

Preparación:

1-Lave las naranjas, corte a la mitad y exprima en máquina o a mano hasta extraer todo el jugo de las mismas.

2-Lleve todos los ingredientes a la licuadora o la procesadora y licúe. Corrija el dulzor hasta que esté a su gusto.

5-Sirva su Bebida reconfortanteTri-frutal a temperatura ambiente o con hielo si lo desea. Consuma toda la preparación al momento.

54- Pimentones sorpresa festiva de pollo
Ingredientes

- 5 pimentones grandes y rojos
- tazas de arroz blanco cocido
- 1 cebolla blanca grande pelada y picada en cuadritos
- dientes de ajo pelados y triturados
- 1 taza de guisantes cocidos tipo petit pois
- 1 tomate grande y rojo pelado y triturado
- 1 taza de queso parmesano rallado
- cucharadas de mantequilla o margarina
- 1 taza de pechuga de pollo cocido y esmechado en tiritas
- cucharadas de pasitas negras picaditas
- Sal al gusto
- Orégano en polvo al gusto

Preparación

1- Lavar bien los pimentones,cortar la parte de arriba (tapa) de forma horizontal. Reservar la tapa de pimentón para la decoración.

2- Quitar las semillas y las venas blancas del pimentón , con el cuidado de conservarlo entero para poder rellenarlo.

3- Colocar los pimentones en un molde (preferiblemente refrectario) enmantequilado de manera horizontal con el orificio hacia arriba.

4- Poner en una sarten a fuego bajo, la mantequilla a derretir. Poner a sofreír en la mantequilla la cebolla, el ajo. Agregue el tomate picadito y agregue sal y orégano al gusto. Cocinar durante 10 minutos. Retire del fuego.

5. En un recipiente mezcle bien el sofrito anterior con el arroz, los guisantes, el queso parmesano, el pollo desmechado y las pasas negras picaditas.

Rellene cada uno de los pimentones de forma generosa con l preparación anterior. Coloque la tapa del pimentón que se retiró al inicio.

Llevar los pimentones tapados al horno a 350° por 40-45 minutos o hasta que el pimentón esté blando.

Retire del fuego. Sirva y disfrute sus **Pimentones sorpresa festiva de pollo.**

55- Pimentones sorpresa festiva de carne

Ingredientes

- 5 pimentones grandes y rojos
- tazas de arroz blanco cocido

- 1 cebolla blanca grande pelada y picada en cuadritos
- dientes de ajo pelados y triturados
- 1 taza de guisantes cocidos tipo petit pois
- 1 tomate grande y rojo pelado y triturado
- 1 taza de queso mozarella rallado
- cucharadas de mantequilla o margarina
- 1 taza de carne de res molida, aliñada y cocida
- 100 gramos de tocineta ahumada tostada en cuadritos
- Sal al gusto
- Orégano en polvo al gusto
- Albahaca en polvo al gusto
- Mejorana en polvo al gusto

Preparación

1- Lavar bien los pimentones, cortar la parte de arriba (tapa) de forma horizontal. Reservar la tapa de pimentón para la decoración.
2- Quitar las semillas y las venas blancas del pimentón , con el cuidado de conservarlo entero para poder rellenarlo.
3- Colocar los pimentones en un molde (preferiblemente refrectario) enmantequilado de manera horizontal con el orificio hacia arriba.
4- Poner en una sarten a fuego bajo, la mantequilla a derretir. Poner a sofreír en la mantequilla la cebolla, el ajo. Agregue el

tomate picadito y agregue sal , orégano al gusto, albahaca y mejorana. Cocinar durante 10 minutos. Retire del fuego.

5- En un recipiente mezcle bien el sofrito anterior con el arroz, los guisantes, el queso mozarella, la carne molida y los trocitos de tocineta en cuadritos .

Rellene cada uno de los pimentones de forma generosa con l preparación anterior. Coloque la tapa del pimentón que se retiró al inicio.

Llevar los pimentones tapados al horno a 350° por 40-45 minutos o hasta que el pimentón esté blando.

Retire del fuego. Sirva y disfrute sus **Pimentones sorpresa festiva de carne.**

56- Pimentones sorpresa festiva de atún

Ingredientes

- 5 pimentones grandes y rojos
- tazas de arroz blanco cocido
- 1 cebolla blanca grande pelada y picada en cuadritos
- dientes de ajo pelados y triturados
- 1 taza de guisantes cocidos tipo petit pois
- 1 tomate grande y rojo pelado y triturado
- 1 taza de queso mozarella rallado
- cucharadas de mantequilla o margarina
- cucharadas de jugo de limón
- 1 taza de atún cocido

- 1 taza de queso amarillo rallado
- Sal al gusto
- Orégano en polvo al gusto
- Tomillo en polvo

Preparación

1- Lavar bien los pimentones,cortar la parte de arriba (tapa) de forma horizontal. Reservar la tapa de pimentón para la decoración.
2- Quitar las semillas y las venas blancas del pimentón , con el cuidado de conservarlo entero para poder rellenarlo.
3- Colocar los pimentones en un molde (preferiblemente refrectario) enmantequilado de manera horizontal con el orificio hacia arriba.
4- Poner en una sarten a fuego bajo, la mantequilla a derretir. Poner a sofreír en la mantequilla la cebolla, el ajo. Agregue el tomate picadito, el gugo de limón y el atún cocido bien desmenuzado, agregue sal , orégano al gusto, tomillo. Cocinar durante 10 minutos. Retire del fuego.
5. En un recipiente mezcle bien el sofrito de atún anterior con el arroz, los guisantes, el queso amarillo.

Rellene cada uno de los pimentones de forma generosa con la preparación anterior. Coloque la tapa del pimentón que se retiró al inicio.

Llevar los pimentones tapados al horno a 350° por 40-45 minutos o hasta que el pimentón esté blando.

Retire del fuego. Sirva y disfrute sus **Pimentones sorpresa festiva de atún** .

57- Pimentones sorpresa festiva vegetariana

Ingredientes

- 5 pimentones grandes y rojos
- tazas de arroz blanco cocido
- 1 cebolla blanca grande pelada y picada en cuadritos
- dientes de ajo pelados y triturados
- 1 taza de guisantes cocidos tipo petit pois
- tomates grande y rojo pelado y triturado
- 1 taza de queso mozarella rallado
- ½ taza de queso parmesano rallado
- cucharadas de mantequilla o margarina
- tazas de berenjena pelada y cortada en cubitos
- Sal al gusto
- Orégano en polvo al gusto
- Albahaca en polvo al gusto
- Mejorana en polvo al gusto

Preparación

1- Lavar bien los pimentones,cortar la parte de arriba (tapa) de forma horizontal.

Reservar la tapa de pimentón para la decoración.

2- Quitar las semillas y las venas blancas del pimentón , con el cuidado de conservarlo entero para poder rellenarlo.
3- Colocar los pimentones en un molde (preferiblemente refrectario) enmantequilado de manera horizontal con el orificio hacia arriba.
4- Poner en una sarten a fuego bajo, la mantequilla a derretir. Poner a sofreír en la mantequilla la cebolla, el ajo. Agregue el tomate picadito, la berenjena cortada en cubitos . Agregue sal , orégano al gusto, albahaca y mejorana. Cocinar durante 10 minutos. Retire del fuego y mezcle con el queso parmesano rallado.
5. En un recipiente mezcle bien el sofrito anterior con el arroz, los guisantes y el queso mozarella.

Rellene cada uno de los pimentones de forma generosa con l preparación anterior. Coloque la tapa del pimentón que se retiró al inicio.

Llevar los pimentones tapados al horno a 350° por 40-45 minutos o hasta que el pimentón esté blando.

Retire del fuego. Sirva y disfrute sus **Pimentones sorpresa festiva vegetariana.**

CONCLUSIÓN

El ayuno intermitente es una herramienta que, apropiadamente ejecutada, va a proporcionarle muchos beneficios visibles. Si bien es una práctica que no es común en occidente, es un hábito muy arraigado en otras culturas que ha dado buenos resultados y se ha quedado como práctica arraigada por muchas generaciones. El sistema de ayuno intermitente le permitirá alcanzar el peso que desea, lo mantendrá alerta y enfocado y le evitará muchas enfermedades molestas, costosas y dolorosas.

El ayuno intermitente le permitirá liberar toxinas y despedirse de esos kilos de grasa que tanto le agobian, permitiéndole mantener el peso alcanzado mientras continúe practicando el modo ayuno. El método del ayuno puede perfectamente combinarse con la Dieta Cetogénica para potenciar sus alcances y mejorar sus resultados.

Una persona educada en materia de nutrición sabe perfectamente cuán beneficioso es el método del ayuno intermitente para la salud humana. Dar el paso y decidir iniciar con el ayuno intermitente es un pequeño gran paso que le permitirá dar un salto para alcanzar una mejor imagen, mejor figura, fortalecerá su auto estima, robustecerá su fuerza de voluntad y será el inicio de una nueva oportunidad de tener una mejor vida para usted y los suyos.

www.ingramcontent.com/pod-product-compliance
Lightning Source LLC
Chambersburg PA
CBHW070636220526
45466CB00001B/192

9798578153990